甲状腺疾病超声图谱

主编 周 琦

科学技术文献出版社
SCIENTIFIC AND TECHNICAL DOCUMENTATION PRESS
·北京·

图书在版编目（CIP）数据

甲状腺疾病超声图谱/周琦主编．—北京：科学技术文献出版社，2021.4
ISBN 978 - 7 - 5189 - 7778 - 9

Ⅰ．①甲…　Ⅱ．①周…　Ⅲ．①甲状腺疾病—超声波诊断—图谱　Ⅳ．①R581.04 - 64

中国版本图书馆 CIP 数据核字（2021）第 061265 号

甲状腺疾病超声图谱

策划编辑：杜新杰　　　责任编辑：杜新杰　　　责任校对：赵　瑷　　　责任出版：张志平

出 版 者　科学技术文献出版社
地　　址　北京市复兴路 15 号　邮编　100038
编 务 部　（010）58882938，58882087（传真）
发 行 部　（010）58882868，58882870（传真）
邮 购 部　（010）58882873
官方网址　www.stdp.com.cn
发 行 者　科学技术文献出版社发行　全国各地新华书店经销
印 刷 者　北京虎彩文化传播有限公司
版　　次　2021 年 4 月第 1 版　2021 年 4 月第 1 次印刷
开　　本　787×1092　1/16
字　　数　238 千
印　　张　11.5
书　　号　ISBN 978 - 7 - 5189 - 7778 - 9
定　　价　128.00 元

《甲状腺疾病超声图谱》

编委会

主　编

周　琦

副主编

姜　珏　李　苗

编　委

李小鹏　余珊珊　马文琦

王　华　何　鑫　孙　蕾

李诗骜　王理蓉

徐子杭　贾琬莹

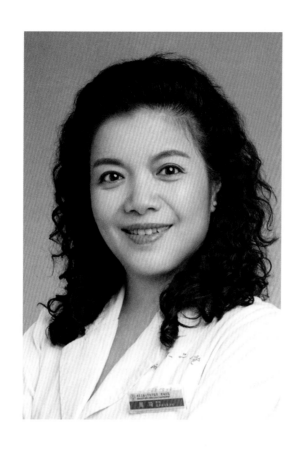

主编简介

周琦，医学博士，主任医师，教授，博士研究生导师，现任西安交通大学第二附属医院超声研究室主任。兼任中华医学会超声医学分会第七届委员会委员、中国医师协会超声医师分会常务委员及浅表器官超声指南制定专家组成员、中国医学影像技术研究会常务理事及超声分会常务委员以及超声分会妇产科专业委员会常务委员、中国超声医学工程学会常务理事及浅表器官及外周血管专业委员会副主任委员、中国医师协会超声医师分会甲状腺培训基地负责人、中华慈善总会"慈善医疗阳光救助工程"项目培训专家组成员、中国医疗保健国际交流促进会超声分会常务委员及甲状腺分会委员、海峡两岸医药卫生交流协会超声医学专家委员会常务委员、陕西省超声诊断质控中心主任、中华医学会陕西超声分会副主任委员、陕西省超声医学工程学会副会长、陕西省医师协会超声分会副主任委员、西安医学会超声医学分会主任委员。

　　从事超声诊断工作 30 余年，具有熟练、全面的技术能力，曾在美国研修学习。主要研究方向为超声造影的临床应用及浅表器官疾病的多模态超声诊疗，系列成果处于国内领先水平。主持国家自然科学基金面上项目 2 项，省、市级课题 10 项，以第一完成人获陕西省科技进步二等奖 1 项，发表学术论文 250 余篇，50 余篇被 SCI、Medline 收录。

序

  随着超声新技术的不断发展，目前多模态超声被越来越广泛地应用于全身多器官的检查，周琦教授从事临床超声检查工作 30 余年，率领多位经验丰富的超声医师在甲状腺疾病的超声诊断中结合临床实践做出正确诊断，不仅有独到的见解，也为临床医师的临床决策起到相应的作用。在此基础上作者总结出各种甲状腺疾病的超声诊断特点及大量超声图例和动态视频，可供广大超声及临床医师在实际工作中参考。

  《甲状腺疾病超声图谱》是一部内容丰富、图文并茂、实用性强的甲状腺超声类专著，主要包括甲状腺疾病的基本概念、超声诊断及超声造影、弹性成像等方法的相关流程，也对甲状腺疾病诊疗的新技术进行了展望，将对甲状腺疾病的临床诊疗工作有很大帮助。

西安交通大学第二附属医院

2020 年 7 月

前　言

甲状腺疾病临床多见，其发病率呈逐年上升趋势，给人们生活和身心健康带来严重影响。超声检查已经成为甲状腺疾病的必要检查，也是国际甲状腺协会推荐的甲状腺结节诊断首选方法。甲状腺疾病由于其复杂性、多样性，存在大量同病异图、同图异病现象，超声医师在诊断甲状腺疾病中常常遇到困难。如何提高诊断准确率，为临床治疗方式提供帮助，是超声医师关注的焦点。随着近年来超声仪器的不断发展与超声新技术的创新，如超声造影、弹性成像等新技术的逐步应用，为我们提供了新的诊断思路。为此，我们组织多位经验丰富的超声医师共同编写了《甲状腺疾病超声图谱》。

本书分为 10 个章节，包括甲状腺的正常声像图以及多种甲状腺疾病的基本概念、超声诊断及治疗：甲状腺先天发育异常、炎性病变、甲状腺结节以及甲状腺的介入超声，超声造影及弹性成像的流程、适应证，超声新技术的应用等。本书紧密结合临床实践，对于超声医师准确诊断甲状腺疾病将大有助益。

本书读者对象为超声及相关专业的各级临床医师；同时还包括研究生、进修生、医学院校学生等，均可作为其工作和学习的工具书及辅助参考资料。

本书编写过程中，得到了多位同道的关注和支持，他们在繁忙的医疗、教学和科研工作之余参与撰写，在此表示衷心的感谢。

由于时间仓促，水平有限，书中存在的不妥之处和纰漏，敬请读者和同道批评指正。

西安交通大学第二附属医院

2020 年 7 月

目　录

第一章 甲状腺解剖生理与正常声像图

一、甲状腺解剖及生理概要

1. 甲状腺的位置及形态 甲状腺由颈深筋膜包裹，位于肌三角内，喉和气管两侧，呈 H 形，侧叶紧靠甲状软骨下 1/3，下缘至第 5 或第 6 气管软骨环水平。甲状腺分左右两个侧叶和峡部，峡部位于两个侧叶之间并相连两侧叶（图 1-1）。每一个侧叶为上尖下宽的锥形体，分上下两极，侧叶长 3~6cm，宽 2~3cm，厚 1~2cm，峡部位于第 2~第 4 气管软骨环水平，长宽均为 2cm，厚 0.1~0.3cm。在新生儿期，有 30%~50% 的人在峡部上缘有一垂直向上的锥状叶，此乃胎生初期甲状舌骨的残余物，可随年龄增长而退化。正常甲状腺外表为黄红色，质软，有完整包膜，切面可见有分隔的胶状组织。它由两层被膜包裹，外层由结缔组织及弹力纤维构成，较厚；内层较薄为甲状腺固有被膜，两层之间有动脉或静脉网。甲状腺可异位生长，多见于颈前正中，上起舌根，下至胸骨柄后或前上纵隔。

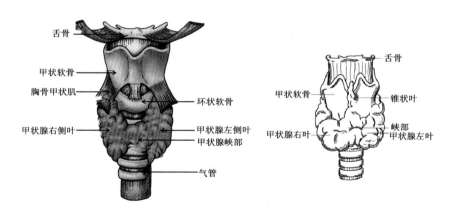

图 1-1 正常甲状腺解剖

2. 甲状腺的毗邻 前上方：胸骨甲状肌、舌骨下筋膜及甲状腺上血管。侧方：向外凸出，由浅入深为皮肤、浅筋膜、深筋膜、胸锁乳突肌、肩胛舌骨肌上腹、内脏筋膜。内侧：气管、咽下缩肌、环甲肌、食管。后方：甲状腺下动脉、喉返神经、颈总动脉和上甲状旁腺（图 1-2）。

3. 甲状腺的血供 甲状腺动脉来源广泛，血供丰富，有名称的动脉均直接起源于大动脉。①甲状腺上动脉：颈外动脉第一分支，在胸骨甲状肌深面降至甲状腺，主要分布在甲状腺前面；②甲状腺下动脉：由锁骨下动脉的甲状颈干发出，从后面进入甲状腺下后缘，分布于甲状腺后面和甲状旁腺；③甲状腺最下动脉（发生率可达10%）小而不成对，常发自主动脉弓或头臂干（图1-2）。

甲状腺静脉分上、中、下三对静脉，甲状腺上静脉较小，与同名动脉伴行，汇入颈内静脉或面静脉；甲状腺中静脉没有伴行动脉，汇入颈内静脉；甲状腺下静脉以数条小静脉汇集而成，不与甲状腺下动脉伴行，多汇入头臂静脉。

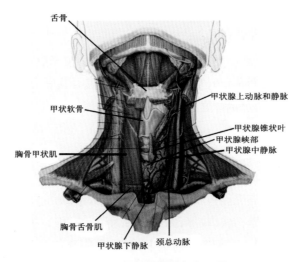

图1-2　甲状腺的毗邻与血供

4. 甲状旁腺　位于纤维囊外甲状腺叶后面或下面，4个腺体分为上、下两对。上甲状旁腺通常在环状软骨水平，位于甲状腺后面；下甲状腺旁腺位于侧叶下方附近（图1-3）。

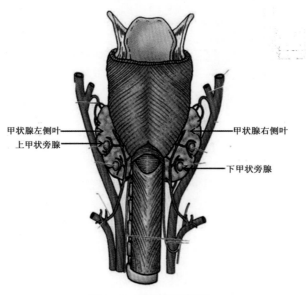

图1-3　甲状旁腺解剖

5. 甲状腺的生理功能 甲状腺主要是由滤泡组成，滤泡是由上皮细胞及胶质组成，滤泡间有丰富的血窦，少量纤维间隔将其分成小叶，小叶间有少量淋巴组织。甲状腺滤泡上皮分泌甲状腺激素，主要为四碘甲状腺原氨酸 T_4 及三碘甲状腺原氨酸 T_3，两者均与甲状腺球蛋白结合，储存在甲状腺滤泡的胶质中。在其水解酶的作用下，甲状腺素脱离甲状腺球蛋白释放入血液中，主要作用是影响能量代谢和物质代谢。

二、甲状腺正常声像图

1. 灰阶超声 甲状腺边界十分清楚，包膜呈纤细的较强回声光带，内部为密集中等光点回声，分布均匀。颈前正中横切扫查（图 1−4），呈马蹄形或蝶形，图像由浅至深依次为皮肤、皮下浅筋膜、胸骨舌骨肌、胸骨甲状肌、甲状腺。峡部较薄，其后方气管显示为声影，气管后方偏左侧可看到颈段食管回声。甲状腺后方外侧为颈总动脉、颈内静脉的横断面。纵切时（图 1−5），探头上部（头侧）稍向外，甲状腺侧叶可显示，呈圆锥形或橄榄球形，上尖而下圆钝，边缘回声同横切所见。

2. 彩色多普勒超声 甲状腺实质内血流显示与仪器血流敏感性相关，灵敏度彩超可较多显示实质内的血流，灵敏度低彩超一般仅能显示上下极及两侧较大的动静脉。动脉表现为闪烁的彩色血流信号，而静脉彩色较为暗淡，且无搏动感。甲状腺上动脉为颈外动脉的第一分支，比甲状腺下动脉容易显示，位置浅，走向较直，正常值为：管径 <2mm，峰值流速平均值 <20cm/s，阻力指数（RI）为 0.5～0.6（图 1−6）。

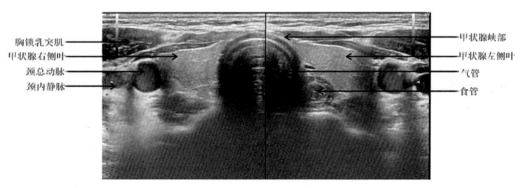

图 1−4 甲状腺横切面

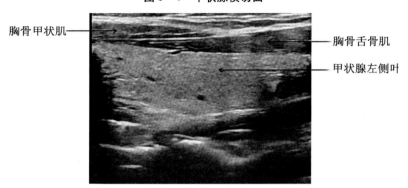

图 1−5 甲状腺纵切面

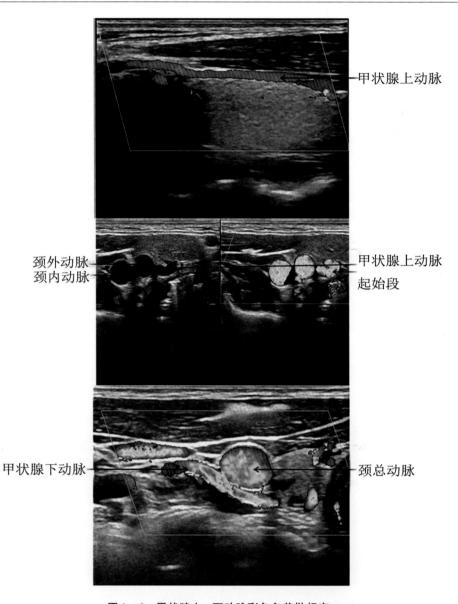

图1-6 甲状腺上、下动脉彩色多普勒超声

（周 琦 王 华）

参 考 文 献

[1] 杨力，段洪涛，宋奕宁，等．彩色多普勒超声诊断亚急性甲状腺炎．中国医学影像技，2009，25（12）：2211－2213

[2] 胡凤楠，关海霞，滕卫平，等．正常成年人甲状腺体积影响因素分析．中国医科大学学报，2003，3

（4）：39－41

［3］黄赢．中国人体解剖学数值．北京：人民卫生出版社，2002：268－269

［4］Gupta P，Bhalla AS，Thulkar S，et al. Variations in superior thyroid artery：A selective angiographic study. Indian J Radiol Imaging，2014，24（1）：66－71

［5］吴雪松，王华，魏东，等．不横断颈前肌群方法在传统及腔镜甲状腺切除手术中的应用．重庆医学，2015，44（6）：2488－2490

第二章　甲状腺疾病超声诊断的基本概念

一、甲状腺超声检查基本要求

1. 仪器调节　一般选用中、高档彩色多普勒超声诊断仪，采用高频线阵探头，频率为 7~12MHz。对于肿大明显的甲状腺，尤其是对肿大甲状腺后部病变的观察，稍低频率的线阵探头效果更好，如配备组织谐波技术，将有助于提高病变检出率。

(1)灰阶图像调节：调节灰阶超声成像频率、增益、TGC 曲线、焦点和成像深度等。

(2)彩色血流调节：调节彩色多普勒超声的量程，观察甲状腺实质和淋巴结内部血供，一般将量程设置于 5~8cm/s。

(3)甲状腺上下动脉血流频谱测量：依据实际血流流速情况合理调节流速范围，尽量进行取样角度的矫正。

2. 检查方式　检查前患者无须特殊准备。被检查者采取颈部过伸位，采用高频探头直接放于颈部皮肤上，从甲状腺上极开始向甲状腺下极进行横切面逐层扫查，再行纵切及斜切扫查。

扫查注意事项：

(1)常规采用颈部过伸位，充分暴露颈前部，可在肩及颈后垫一枕头。

(2)横切扫查时，探头置于颈前，从上极扫查至甲状腺下极消失为止，且对两侧叶分别进行横切扫查。在甲状腺中部横切面测量甲状腺侧叶左右径和前后径两条径线，以及峡部的前后径。

(3)纵切扫查时，沿甲状腺左、右叶的长径扫查，由外向内或由内向外做一系列纵切面的滑行扫查。纵切面测量甲状腺双侧叶的上下径线。

(4)甲状腺结节应测量横切面最大左右径和前后径 2 条径线，在纵切面测量最大上下径，以上径线测量均包括结节的声晕。

(5)在灰阶超声基础上，可进行彩色多普勒检查，探测甲状腺实质、甲状腺结节及甲状腺血管的血流情况，必要时使用脉冲多普勒进行半定量测量。

(6)注意颈部各区淋巴结扫查。

3. 甲状腺径线测量和描述

(1)位置描述：上起甲状软骨，下至第六气管环，贴附于喉及气管的两侧。

（2）径线测量

1）上下径：左右侧叶最大矢状切面，从甲状腺腺体最上缘至最下缘（图2-1）。

2）左右径：左右侧叶最大横切面，选左右径最宽处测量（图2-2）。

3）前后径：左右侧叶最大横切面，选前后径最大处测量（图2-2）。

4）峡部厚度：峡部最厚处横切面，在气管前方峡部正中处测量。

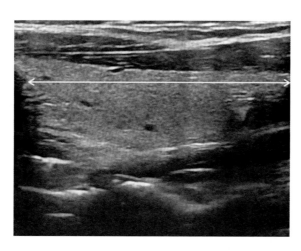

图2-1　甲状腺上下径

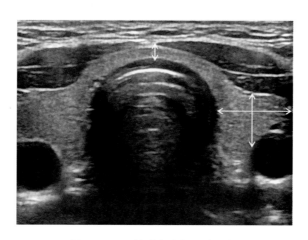

图2-2　甲状腺左右径及前后径

（3）形态：颈前正中横切面探查时甲状腺呈马蹄形或蝶形，颈侧区纵切面探查，甲状腺呈上窄下宽的锥形，双侧叶对称或不对称。

（4）边界：甲状腺边界分清晰、模糊两种。边界清晰通常见于正常甲状腺或病变未累及包膜的甲状腺疾病；边界模糊常由炎症性或肿瘤性病变累及包膜所致。

（5）包膜：甲状腺周围是由甲状腺固有被膜和甲状腺假被膜形成的纤细高回声光带，光滑、整齐、境界清晰。

（6）内部回声

1）回声强度：甲状腺实质呈中等回声与颌下腺回声一致，在对病变甲状腺实质进行描述时可参照正常颌下腺回声，分为回声正常、回声减低和回声增高。回声正常多见于单纯性甲状腺肿、结节性甲状腺肿；回声减低多见于慢性淋巴细胞性甲状腺炎、甲状腺功能亢进、亚急性甲状腺炎等疾病；回声增高较少见，可见于结节性甲状腺肿、桥本氏甲状腺炎伴结节形成。

2）回声均匀性：甲状腺内部回声可分为均匀和不均匀。正常甲状腺实质呈均匀等回声，发生病变时其内部回声会出现不同程度的改变。

（7）后方回声：常用于甲状腺结节性疾病的评估，可分增强、无变化和衰减。回声增强及无变化多见于囊性或囊实性的良性结节；后方回声衰减多见于恶性实质性结节。

（8）血流情况：血流的丰富程度分为正常、增多和减少。血流增多见于甲状腺功能亢进、慢性淋巴细胞性甲状腺炎、亚急性甲状腺炎；血流减少见于甲状腺功能减退、部分慢性淋巴细胞性甲状腺炎等。

此外，甲状腺结节性疾病应当着重描述结节内部及周边的血流分布状况：①无血流型：指甲状腺结节内无血流信号；②边缘性血流为主型：指位于甲状腺结节边缘部位血流较丰富；③中央血流为主型：指位于甲状腺结节中央部位的血流较丰富；④混合血流型：甲状腺结节内及边缘均可见血流信号。

二、超声报告的书写

甲状腺超声报告为甲状腺超声检查的结论，包括超声图像和文字两部分。

描述部分应仔细、简练、全面、客观。应包括甲状腺的大小（通常以甲状腺的左右叶前后径和左右径表示）、包膜情况（是否光滑、完整）、内部回声（均匀、欠均匀、不均匀等）及有无结节性回声、甲状腺内部血流情况。

结节应该重点描述，包括结节的形态、数目、位置（上极、下极、与包膜的关系）、形状、大小、边界、边缘、内部回声情况、血流信号状况等。而内部回声要描述回声的强度（无、极低、低、等、高）、均匀性（均匀、不均匀等）、血流信号状况（分布、流速及阻力指数等）、有无钙化灶（钙化灶大小及形态）。如结节较大，需描述结节生长方向及结节对颈部食管、气管和大血管的压迫情况。必要时，描述左右对照结果，病灶与周围毗邻结构的关系。若怀疑内部结节为恶性病变时，需描述颈部淋巴结的情况。

超声诊断意见是对上述文字描述的图像的总结，是超声医师以客观图像为依据，在专业知识基础上做出的主观诊断，包括：①病变的物理性质，包括部位、形态及性质，说明病变和毗邻解剖结构之间的关系；②结合临床资料做出可能的诊断，按可能性大小依次列出；③必要时给出合理建议，比如定期复查，结合相关检验指标或建议进一步检查等。

示例1：

描述：甲状腺右侧叶××mm，左侧叶××mm，峡部××mm。形态正常，包膜完整，边界清晰，甲状腺内部实质回声欠均匀，（右/左）侧叶（上/下/中极）可探及（囊性/实性/囊实性）结节，以（无/极低/低/等/高）回声为主，结节边界（清/不清），结节（远离/紧贴/侵犯包膜）。CDFI：结节内/周边可见（正常/增多/减少）血流信号，甲状腺实质血流信号（正常/增多/减少）。

提示：甲状腺×侧叶×极×回声结节，考虑1.×××；2.×××。

示例2：

描述：甲状腺右侧叶××mm，左侧叶××mm，峡部××mm。体积增大，形态饱满，包膜完整，边界清晰，甲状腺内部实质光点增粗，内部回声欠均匀，可见散在的回声减低区及强回声光带，呈网格样改变，未见明确结节回声。CDFI：甲状腺实质血流信号（正常/增多/减少）。

提示：甲状腺实质光点增粗、可见散在回声减低区，血流信号丰富，考虑桥本氏甲状腺炎。

（周　琦　李　苗　姜　珏）

参 考 文 献

［1］中国医师协会超声医师分会. 中国浅表器官超声检查指南. 北京：人民卫生出版社，2015

［2］Mallick UK, Ball S, Fenwick JD, et al. Northern Cancer Network guidelines for management of thyroid cancer. Clinical Oncology, 2000, 12(6)：373－391

［3］Papini E, Pacella CM, Hegedus L. DIAGNOSIS OF ENDOCRINE DISEASE：Thyroid ultrasound(US) and US－assisted procedures：from the shadows into an array of applications. European Journal of Endocrinology, 2014, 170(4)：R133－R146

［4］Takashima S, Fukuda H, Nomura N, et al. Thyroid nodules：re－evaluation with ultrasound. Journal of Clinical Ultrasound, 2010, 23(3)：179－184

［5］Bennedbaek FN, Perrild H, Laszlo Hegedüs. Diagnosis and treatment of the solitary thyroid nodule. Results of a European survey. Clinical Endocrinology, 1999, 50(3)：357－363

第三章　超声新技术在甲状腺疾病中的应用

一、甲状腺超声造影

超声造影又称声学造影,是在常规超声检查的基础上,通过周围静脉注入超声造影剂,利用其在声场中产生散射及谐波信号进行成像,能实时动态显示微细血管(直径<100μm),连续观察器官及肿瘤微循环灌注过程的影像学技术。2008年周琦等少数学者认为超声造影技术可用于甲状腺结节的诊断,在国内率先将造影剂SonoVue应用到甲状腺良恶性疾病的诊断和鉴别诊断上,此后,甲状腺超声造影的研究报道越来越多。它不仅能使甲状腺结节的大血管成像强化,还能使传统超声难以观察到微小血管显像,并且它的实时动态成像能力还能观察甲状腺结节内的血管灌注情况,因此进一步提高了超声在甲状腺疾病诊断领域的地位。

1. 超声造影剂　六氟化硫微泡(声诺维);全氟丙烷人血白蛋白微球(雪瑞欣)。

2. 甲状腺超声造影的适应证　①不能明确诊断的甲状腺占位病灶;②甲状腺弥漫性病变的结节筛查;③甲状腺结节穿刺部位的判断;④甲状腺结节射频消融术前后病变的评估。

3. 甲状腺超声造影的禁忌证(参照造影剂厂家提供)　①食物、药物、清蛋白及其他血制品过敏者;②近期有急性冠心病症状或者临床确定的不稳定性缺血性心脏病患者;③二尖瓣狭窄、先天性心脏病伴心内分流者;④心功能Ⅳ级及严重心律失常者慎用;⑤进行体外冲击波疗法前24小时应避免使用造影剂;⑥肝肾功能不全者、精神病及癫痫患者。

4. 甲状腺超声造影操作流程

(1)检查前准备:告知患者并签署知情同意书,明确有无超声造影禁忌证。

(2)仪器:配有超声造影成像技术的超声诊断仪及与之匹配的高频探头。

(3)造影剂:选取合适的造影剂,按说明书指导用量(一般为1.5~2.5ml);使用方法:静脉注射(图3-1)。

(4)检查方法:造影前签署超声造影知情同意书。患者取颈部过伸位,充分暴露甲状腺(图3-2)。所有检查均由同一位资深超声医师完成。首先使用常规超声显示甲状腺内病灶,多发病灶者,选取常规超声为可疑恶性病灶或拟行穿刺活检病灶为造影对象。调整探头位置、增益、在基频状态下将图像调至最佳。选定甲状腺病灶最大切面或血流最丰富切面,保持探头位置、体位等不变,调整好所需参数;同时制备好造影剂,并将20G套管针穿刺入患者外周静脉,建立静脉通道。切换至造影模式,经外周静脉快速推注准备好的造影剂,同时嘱患者不做吞咽动作,防止病灶移位,连续实时观察病灶的动态灌注过程,并进行图像存储。进行超声造影观察病灶外,也可以对甲状腺进行全面扫查,有助于发现常规超声难以显示的甲状腺病灶,若一次造影结果不满意,可在安全剂量内进行第二次造影剂注射,再次观察病灶的造影表现。

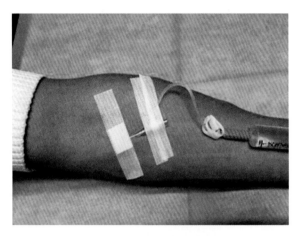

图 3 - 1 静脉注射造影剂

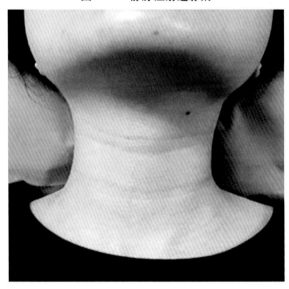

图 3 - 2 患者暴露甲状腺

(5)检查时注意事项:严格掌握造影剂禁忌证,为防止出现造影剂过敏反应,检查室应配有心肺复苏设备及抢救药品。

(6)甲状腺超声造影特征及时间 - 强度曲线分析

1)甲状腺良恶性结节:①增强时间:良性结节多早于周围实质增强,早于周边实质达到增强高峰;而恶性结节多晚于周围实质增强,晚于周边实质达到增强高峰;②增强模式:良性结节多表现为等、高增强或者无增强,恶性结节多表现为低增强,但是对于滤泡性肿瘤或者年轻患者合并沙砾样钙化的恶性结节,结节常表现为快速增强、高增强;③增强的均匀度:良性结节多表现为均匀增强,恶性结节多表现为不均匀增强(图3-3至图3-6)。

2)桥本氏甲状腺炎:①无明显结节时,表现为均匀增强;②若合并良性结节时,结节多与周围腺体同时增强,廓清时间及增强程度亦与周围腺体基本一致;③若合并恶性结节,结节的始增时间多晚于周边甲状腺组织,廓清时间早于周边甲状腺,增强程度低于周边甲状腺组织;若合并有多发细小的沙砾样钙化多表现为快速等、高增强,不均匀,消退可较快(图3-7,图3-8)。

(7)甲状腺超声造影的局限性:①超声造影的定性结果为超声医师通过肉眼观察和主观判断获得,具有一定误差;②定量分析图像选取和感兴趣区勾画方法尚无统一标准,分析结果存在差异;③当感兴趣区内包括肉眼可见的粗大血管、坏死、囊性变及粗大钙化灶时,容易影响结果的准确性;④部分超声医师工作经验不足。

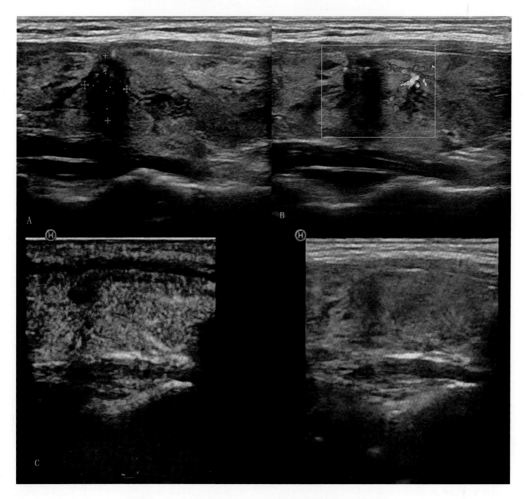

图3-3 甲状腺癌二维、彩色血流及超声造影图像

患者,女,34岁,体检发现甲状腺结节10天就诊,甲状腺激素及自身抗体检测未见异常。A:甲状腺右侧叶多发稍高回声结节，边界清晰，右侧叶另可见一低回声结节，边界欠清晰，形态不规则，内可见少许点状强回声，伴后方回声衰减；B：CDFI 显示结节周边可见丰富条状血流信号；C：超声造影表现为结节内造影剂缓慢进入、快速消退，呈向心性、非均匀灌注，较周边甲状腺实质呈低增强

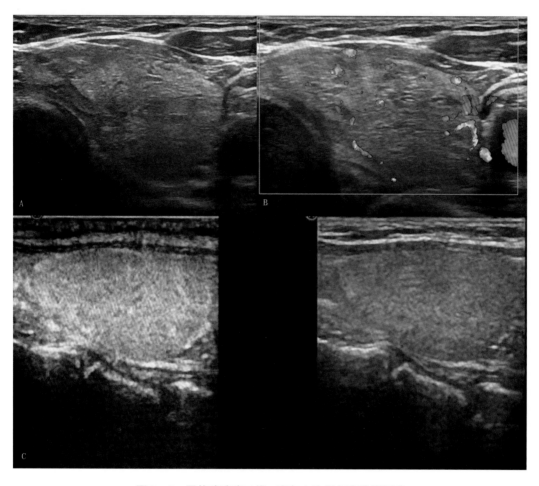

图 3 - 4　甲状腺腺瘤二维、彩色血流及超声造影图像

患者，女，63 岁，体检发现甲状腺结节 1 天就诊，甲状腺激素及自身抗体检测未见异常。A：甲状腺左侧叶稍低回声结节，边界清晰，形态规则；B：CDFI 显示结节周边可见丰富环状血流信号；C：超声造影表现为结节内造影剂快速进入，缓慢消退，呈非向心性、均匀灌注，较周边甲状腺实质呈高增强

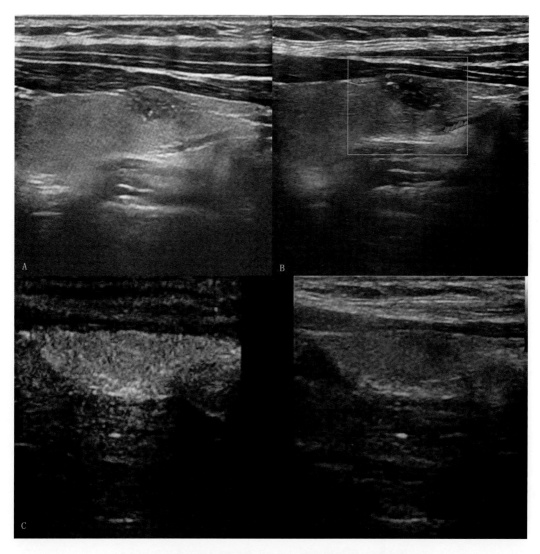

图 3 - 5　结节性甲状腺肿二维、彩色血流及超声造影图像

患者，女，33 岁，体检发现甲状腺结节 1 个月就诊，甲状腺激素及自身抗体检测未见异常。A：甲状腺右侧叶低回声结节，边界尚清晰，形态尚规则，其内可见少量点状强回声；B：CDFI 显示结节周边可见点状血流信号；C：超声造影表现为结节内造影剂同步进入、早期消退，呈非向心性、均匀灌注，较周边甲状腺实质呈等增强

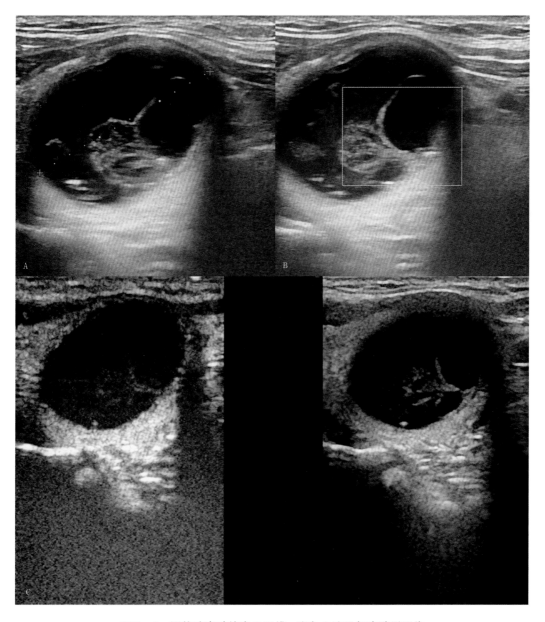

图 3 - 6　甲状腺囊肿伴出血二维、彩色血流及超声造影图像

患者，男，63 岁，体检发现甲状腺结节 2 年，近 1 个月增大就诊，甲状腺激素及自身抗体检测未见异常。A：甲状腺右侧叶囊实性结节，边界清晰，形态规则，其内液性暗区基础上可见絮状等回声及点状胶质强回声；B：CDFI 显示实性部分无血流信号；C：超声造影表现为结节内未见造影剂进入

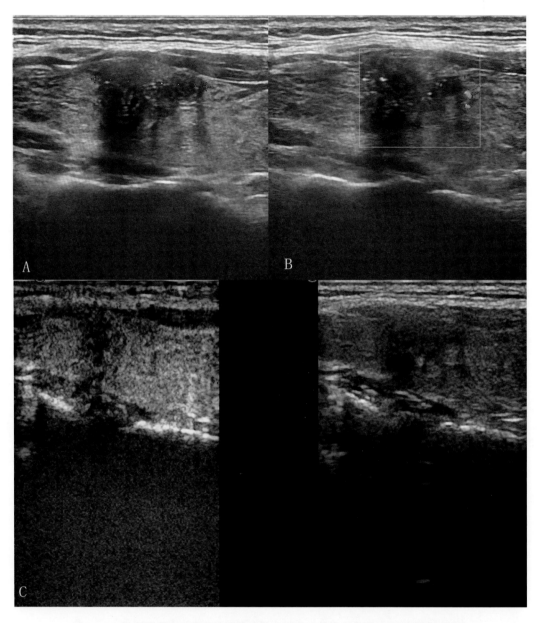

图3-7　桥本氏甲状腺炎合并甲状腺乳头状癌二维、彩色血流及超声造影图像

患者，女，41岁，体检发现甲状腺结节2个月就诊，FT_3、FT_4降低，TPOAb、TgAb升高。A：甲状腺实质回声弥散性减低，右侧叶可见低回声结节，边界不清晰，形态不规则，其内可见点状强回声；B：CDFI显示结节内点状血流信号；C：超声造影表现为结节内造影剂同步进入、快速消退，呈向心性、非均匀灌注，较周边甲状腺实质呈低增强

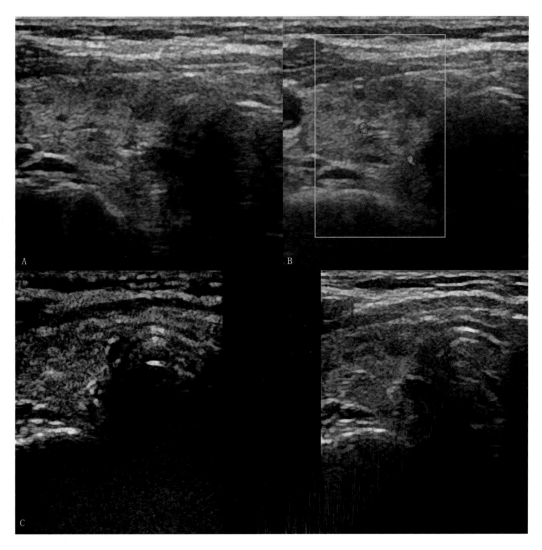

图3-8　桥本氏甲状腺炎合并结节性甲状腺肿二维、彩色血流及超声造影图像

　　患者，女，41岁，体检发现甲状腺结节1个月就诊，甲状腺功能正常，TPOAb正常，TgAb升高。A：甲状腺实质回声弥散性减低，右侧叶可见低回声结节，边界欠清晰，形态欠规则；B：CDFI显示结节内未见明确血流信号；C：超声造影表现为结节内造影剂同步进入、同步消退，呈均匀灌注，较周边甲状腺实质呈等增强

二、甲状腺弹性成像

　　弹性成像是新兴的一项技术，基本原理是通过检测组织的硬度及组织间硬度差异来判断良恶性，通过测量组织硬度来区分甲状腺良性及恶性病变。近年来，广泛应用于甲状腺，弥补了传统B型超声利用软组织声特性阻抗的不足，通过显示软组织机械特性的

差别，很大程度上提高了甲状腺疾病的诊断率。一般来说，较硬的组织很大程度上提示甲状腺癌。

弹性成像的适应证：弹性成像技术作为近年超声研究的热门领域，广泛应用于临床操作中。在甲状腺疾病方面，主要应用于：①鉴别甲状腺良恶性病变；②预测甲状腺癌淋巴结转移；③FNA 细胞学结果不确定的可疑结节；④治疗反应的评估。

1. 应变式弹性成像

（1）助力式应变弹性：借助探头加压或患者呼吸、心跳等应力使组织产生纵向形变进行成像，以应变图的方式来显示组织的相对软硬度。助力式弹性成像图像中每种颜色代表一定程度的弹性，不同超声机器有不同的硬度颜色模式，一般蓝色代表相对质硬，红色代表相对质软（图 3 - 9 至图 3 - 11）。

（2）声力式应变弹性：相较于助力式的手动激励，此方法通过声辐射力脉冲机械性激励方式，发射推力脉冲，使得组织发生纵向形变，从而成像。声力式弹性成像中，灰度小（白）表质软，灰度大（黑）表质硬（图 3 - 12）。

计算机通过连续采集信号、对比施压前后的回声信号，计算出图像各点的位移变化，利用移动窗口轴向 - 梯度评估器将轴向位移图形转化为弹性图。组织越有弹性，产生的位移越多，组织硬度越小。应变是组织相对硬度的指标，会随着施加压力的变化而不断变化。一般在二维图像上叠加有关弹性的信息。

甲状腺结节的位置、大小、内部成分，患者呼吸运动以及操作者的手法等都会影响应变弹性成像检查结果。应变弹性成像检查应至少重复 2 次，以确认结果是相似的。应变弹性成像只能得到病灶的相对硬度，仅能够对病变进行定性或半定量诊断，不能获取病变的绝对硬度值。

操作流程（以助力式应变弹性技术为例）：①选取具有助力式弹性成像功能的超声诊断仪；②患者检查前无须特殊准备，去枕平卧于检查床；③检查时，患者充分暴露颈部，先行常规超声检查确定结节，结节应尽量位于屏幕中央，并调节增益、深度等使得图像质量达到最佳，选取操作键盘中"Elasto TDI"按钮，嘱患者保持体位不动、屏气，探头轻压甲状腺表面，使屏幕显示器的压力指数在 3 以内（1 为宜），静置图像稳定 3 ~ 5 秒后冻结保存。观察图像，以结节处颜色分布及所占比例分为 5 级。0 级：病灶区呈红绿蓝三色相间（图 3 - 9A）；1 级：病灶呈均匀绿色；2 级：病灶以绿色为主（绿色区域占 50%）（图 3 - 9B 至图 3 - 9H）；3 级：病灶以蓝色为主（蓝色区域占 50% ~ 90%）（图 3 - 10A，图 3 - 10B）；4 级：病灶区几乎被蓝色覆盖（蓝色区域占 90%）（图 3 - 10C 至图 3 - 11B）。3 级以上结节为恶性可能性较大。

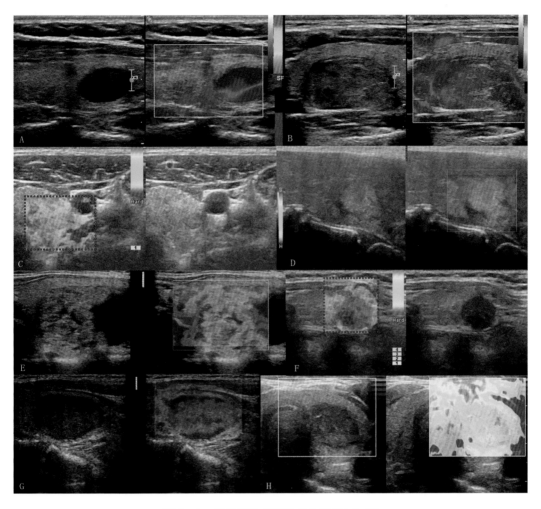

图 3 - 9 甲状腺结节弹性成像图（助力式）

A（左侧叶）：红蓝绿相间，良性可能，甲状腺囊肿；B、D（右侧叶）：绿色，良性可能，结节性甲状腺肿；C（左侧叶）：绿色，良性可能，结节性甲状腺肿；E（右侧叶）：绿色为主伴部分红色，良性可能，结节性甲状腺肿伴部分囊性变；F（右侧叶）：绿色为主伴少部分蓝色，良性可能，结节性甲状腺肿；G（左侧叶）：绿色为主伴部分红色，良性可能，甲状腺腺瘤；H（左侧叶）：绿色，良性可能，结节性甲状腺肿

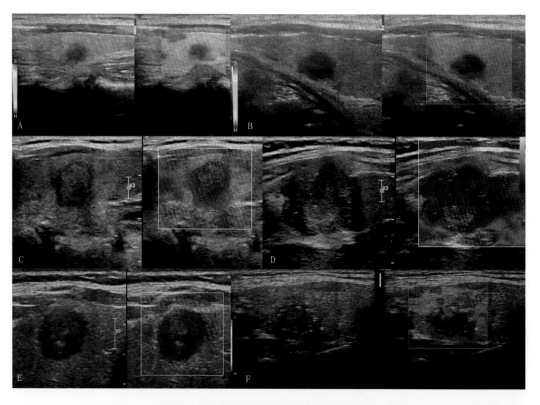

图 3 - 10　甲状腺结节助力式弹性成像图

A(右侧叶恶性)：整体蓝色，恶性可能，甲状腺乳头状癌；B - C、E - F(右侧叶)：蓝色，恶性可能，甲状腺乳头状癌；D(左侧叶)：蓝色，恶性可能，甲状腺髓样癌

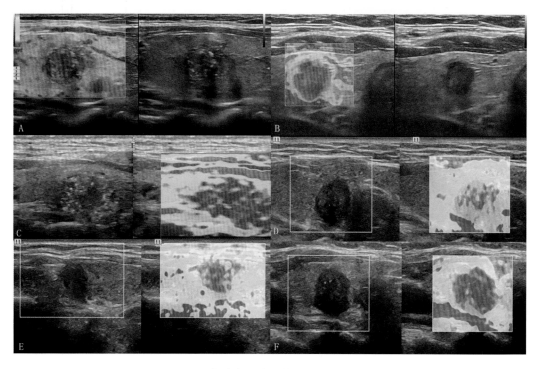

图 3 – 11　甲状腺右侧叶结节弹性成像图(助力式)

A – C：蓝色, 恶性可能, 甲状腺乳头状癌; D – F：红色, 恶性可能, 甲状腺乳头状癌

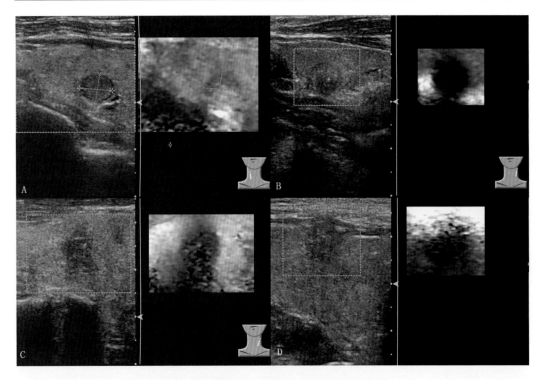

图 3 - 12 甲状腺结节弹性成像图(声力式)

A(右侧叶良性结节):中等灰度,中等硬度,病理:甲状腺腺瘤;B - D(左侧叶恶性结节):黑,质地硬,病理:甲状腺乳头状癌

2. 剪切波弹性成像 与应变弹性成像不同,剪切波弹性成像不需要手动压缩技术,不依赖于操作人员,声源振动产生声波,声波在传播途径上被反射或吸收时,会产生声辐射力,该力使此处的粒子产生横向振动,从而产生剪切波。剪切波沿着聚焦推力脉冲轴向分布的方向向外传播,并且在聚焦深度水平达到最强。通过计算相邻超声束从聚焦点到达感兴趣区的时间,计算得到感兴趣区的平均传播速度。剪切波的传播速度与组织硬度相关,越硬的介质中剪切波的传播速度越快。同时需要注意的是,剪切波在液体及真空中不传播(图 3 - 13 至图 3 - 16)。

杨氏模量,即应力与应变的比值,在弹性限度内,应力与应变呈正比,能反应组织的弹性大小。杨氏模量值越大,组织越硬。因此基于此技术原理,我们通过测量传播速度计算出组织的弹性值,杨氏模量(E)与剪切波的传播速度(c)之间关系为:$E = 3\rho vs^2$,并以米/秒(m/s)或转换为以千帕(kPA)为单位做出结论。

(1)单点式剪切波成像:通过探头发射聚焦推力脉冲,使感兴趣区组织发生纵向形变的同时产生横向传导的剪切波,以剪切波速度对组织硬度进行定量评价。剪切波速度小,表示质软;剪切波速度大,表示质硬,提供局部剪切波速度或杨氏模量值,不能生成弹性图。不足：取样框大小无法调节（5mm×6mm），大的病灶需要多次测量才能覆盖，小的病灶会包含周围组织，测值偏差。

（2）二维剪切波弹性成像：通过探头在感兴趣区以不同方式发射激励脉冲，获取"二维彩色硬度图"。一般以红色代表质硬，蓝色代表质软。甲状腺癌多表现为整体红色或者色彩斑斓，或者周边硬化征（周边红色，中央绿色或者充盈缺损），甲状腺良性结节多表现为蓝色。

操作流程：①选取具有剪切波弹性成像技术的超声诊断仪器；②检查前，患者无须特殊准备，去枕平卧于检查床，充分暴露颈部；③检查时，患者充分暴露颈部，先行常规超声检查确定结节，并调节增益、深度等使得图像质量达到最佳，结节应尽量位于屏幕中央。此时，选取操作键盘中"SWE"按钮，采用纵切面检查结节，调节感兴趣区，一般其长径为结节的2~3倍。同时嘱患者保持体位不动、屏气。静置图像稳定3~5秒后冻结保存；④图像保存后进行结节硬度的测量，测量圈尽量包含整个结节，避免包裹周边正常组织，得到结节硬度的平均值、最大值、最小值及方差。剪切波技术可以提供定量数据，不同机器有不同的截断值，弹性成像检查应重复2~3次，以确认结果是相似的。

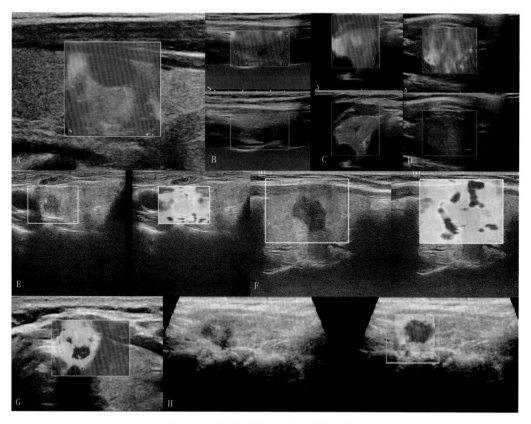

图3-13　甲状腺低回声结节弹性成像图

剪切波弹性成像：A、B（右侧叶）：病灶呈蓝色，质地较软，结节性甲状腺肿；C（左侧叶）：病灶呈蓝色，质地较软，结节性甲状腺肿；D(右侧叶)：病灶呈蓝色，质地较软，甲状腺腺瘤；E(右侧叶)：病灶呈绿色，质地较软，结节性甲状腺肿；F(右侧叶)：病灶周边可见红色"硬环征"，质地较硬，甲状腺乳头状癌；G(左侧叶)：病灶呈红黄色，质地较硬，甲状腺乳头状癌；H(左侧叶)：病灶呈红色，质地较硬，甲状腺乳头状癌

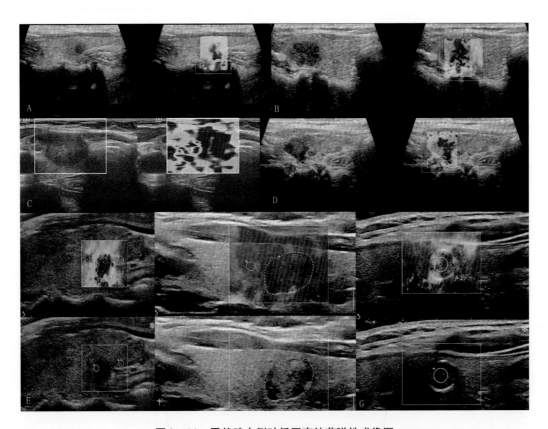

图3-14 甲状腺右侧叶低回声结节弹性成像图

剪切波弹性成像：A、D：病灶呈红黄色，质地较硬，甲状腺乳头状癌；B、C：病灶呈红色，质地较硬，甲状腺乳头状癌；E：病灶呈蓝色，Emax=47.8kPA，质地较软，结节性甲状腺肿；F：病灶呈蓝色，Emax=25.3kPA，质地较软，结节性甲状腺肿；G(低回声结节伴蛋壳样钙化)：病灶呈蓝色，Emax=42.1kPA，质地软，结节性甲状腺肿

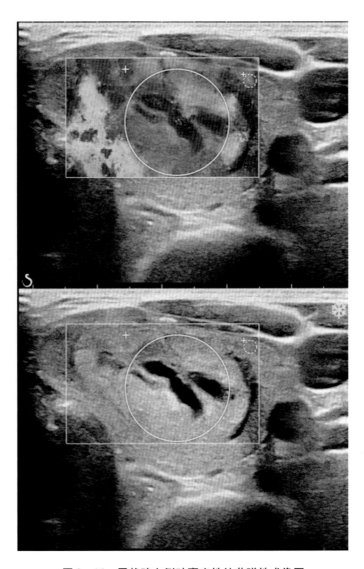

图 3 - 15　甲状腺左侧叶囊实性结节弹性成像图

剪切波弹性成像：病灶呈蓝色，Emax = 32.4kPA，质地软，结节性甲状腺肿伴部分囊性变

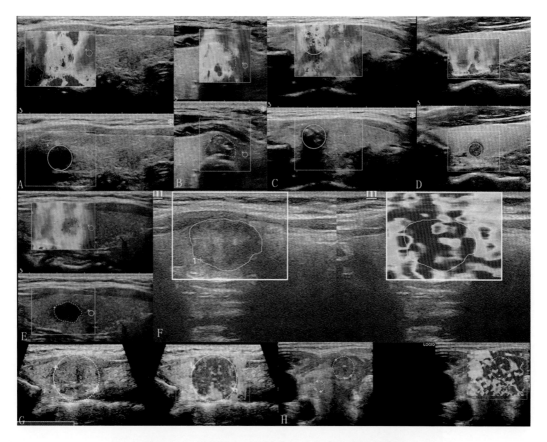

图 3 - 16　甲状腺左、右侧叶低回声结节弹性成像图

剪切波弹性成像：A（右侧叶）：病灶呈红绿色，Emax = 86.8kPA，质地硬，甲状腺乳头状癌；B（右侧叶）：病灶呈红黄色，Emax = 91.5kPA，质地硬，甲状腺乳头状癌；C（右侧叶）：病灶呈红黄色，Emax = 118.5kPA，质地硬，甲状腺乳头状癌；D（左侧叶）：病灶呈黄绿色，周边可见"硬环征"，Emax = 107kPA，质地硬，甲状腺乳头状癌；E（右侧叶）：病灶呈黄绿色，周边可见"硬环征"，Emax = 79.4kPA，质地硬，甲状腺乳头状癌；F（左侧叶）：病灶呈红色，Emax = 185kPA，质地硬，甲状腺乳头状癌；G（右侧叶）：病灶呈红色，Emax = 300kPA，质地硬，甲状腺乳头状癌；H（右侧叶）：病灶呈红色，病灶组织 E1，106kPA，正常组织 E2，16kPA，E1/E2：6.33，质地硬，甲状腺乳头状癌

3. 弹性成像的局限性　两种弹性成像技术各有自己的优点，都有类似的局限性。这些限制包括：①甲状腺结节囊性成分 > 50%，甲状腺内部存在大钙化时，难以得到准确结果；②结节接近气管时，会高估硬度；③位置较深的甲状腺结节，无法进行弹性成像检查（图 3 - 17，图 3 - 18）。

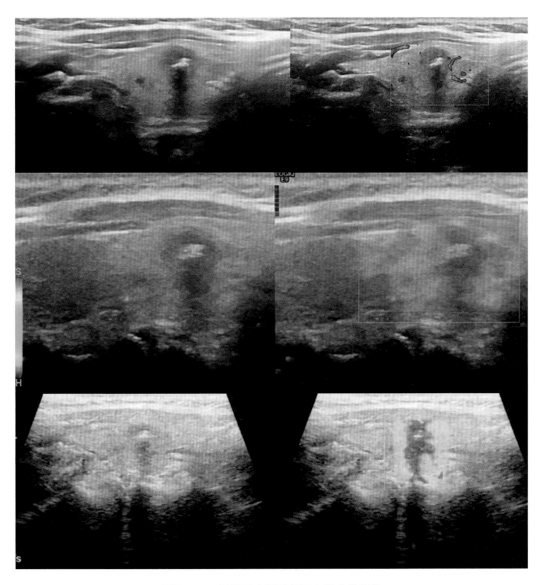

图 3 - 17　甲状腺右侧叶低回声结节伴钙化

应变式弹性成像：病灶呈蓝色，质地较硬；剪切波弹性成像：病灶呈红色，质地较硬，杨氏模量300kPA；病理：结节性甲状腺肿伴钙化

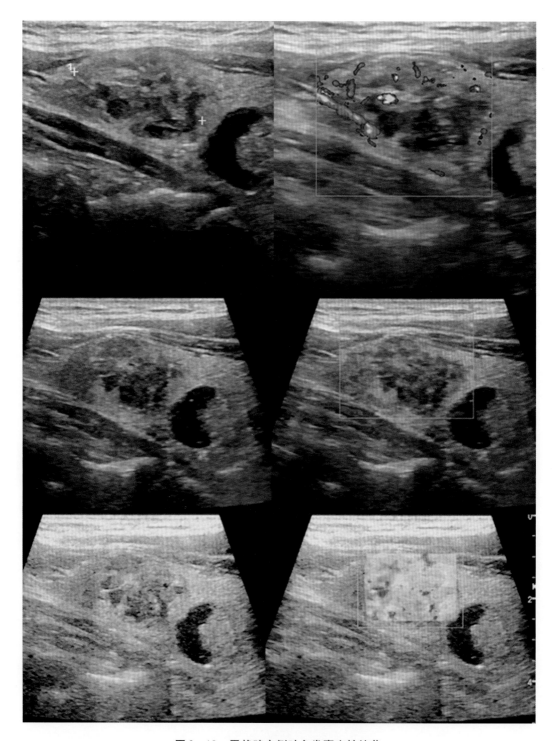

图 3 – 18　甲状腺右侧叶多发囊实性结节

　　边界欠清楚；CDFI：结节周边及其内可见血流信号；应变式弹性成像：病灶蓝绿相间，以蓝色为主，质地较硬；剪切波弹性成像：病灶以绿色为主，质地偏软；病理：滤泡型甲状腺癌

4. 弹性成像的联合应用 应变式弹性成像和剪切波弹性成像应与二维超声结合应用,可以提高甲状腺癌的检出率,减少不必要的甲状腺活检和手术。

(周 琦 姜 珏 徐子杭 贾琬莹)

参 考 文 献

[1] Zhang B, Jiang YX, Liu JB, et al. Utility of contrast – enhanced ultrasound for evaluation of thyroid nodules. Thyroid, 2010, 20(1): 51 –57

[2] Li F, Wang Y, Bai B, et al. Advantages of Routine Ultrasound Combined With Contrast – Enhanced Ultrasound in Diagnosing Papillary Thyroid Carcinoma. Ultrasound Q, 2017, 33(3): 213 –218

[3] Jiang J, Huang L, Zhang H, et al. Contrast – enhanced sonography of thyroid nodules. Ultrasound, 2015, 43(3): 153 –156

[4] 中华医学超声杂志(电子版)编辑委员会浅表器官学组. 甲状腺结节超声诊断规范. 中华医学超声杂志(电子版), 2017, 14(4): 241 –244

[5] 陶菁, 彭清海. 超声造影技术在甲状腺良恶性结节鉴别中的应用. 医学综述, 2018, 24(1): 170 –174

[6] 俞清, 徐智章, 王文平, 等. 甲状腺占位性病变的实时超声弹性成像表现. 中国医学影像技术, 2007, 23(11): 1612 –1614

[7] Zhan J, Jin JM, Diao XH, et al. Acoustic radiation force impulse imaging(ARFI) for differentiation of benign and malignant thyroid nodules – – A meta – analysis. Eur J Radiol, 2015, 84(11): 2181 –2186

[8] Samir AE, Dhyani M, Anvari A, et al. Shear – Wave Elastography for the Preoperative Risk Stratification of Follicular – patterned Lesions of the Thyroid: Diagnostic Accuracy and Optimal Measurement Plane. Radiology, 2015, 277(2): 565 –573

[9] 俞清, 王文平, 李超伦, 等. 实时超声弹性成像定量参数分析在甲状腺结节诊断中的初步应用. 中华超声影像学杂志, 2010, 19(5): 408 –410

[10] Cantisani V, Consorti F, Guerrisi A, et al. Prospective comparative evaluation of quantitative – elastosonography(Q – elastography) and contrast – enhanced ultrasound for the evaluation of thyroid nodules: preliminary experience. Eur J Radiol, 2013, 82(11): 1892 –1898

[11] Nattabi HA, Sharif NM, Yahya N, et al. Is Diagnostic Performance of Quantitative 2D – Shear Wave Elastography Optimal for Clinical Classification of Benign and Malignant Thyroid Nodules? A Systematic Review and Meta – analysis. Acad Radiol, 2017, 18(17)332 –369

[12] Bardet S, Ciappuccini R, Pellot – Barakat C, et al. Shear Wave Elastography in Thyroid Nodules with Indeterminate Cytology: Results of a Prospective Bicentric Study. Thyroid, 2017, 27(11): 1441 –1449

[13] Gay S, Schiaffino S, Santamorena G, et al. Role of Strain Elastography and Shear – Wave Elastography in a Multiparametric Clinical Approach to Indeterminate Cytology Thyroid Nodules. Med Sci Monit, 2018,

24(8):6273－6279

[14] 周琦，姜珏，杜晓鹏，等. 超声造影在甲状腺乳头状癌中的诊断价值. 中国超声医学杂志，2011，27(7):595－597

[15] Li F, Wang Y, Bai B, et al. Advantages of Routine Ultrasound Combined With Contrast－Enhanced Ultrasound in Diagnosing Papillary Thyroid Carcinoma. Ultrasound Q, 2017, 33(3):213－218

[16] Jiang J, Huang L, Zhang H, et al. Contrast－enhanced sonography of thyroid nodules. Ultrasound, 2015, 43(3):153－156

[17] 中华医学超声杂志(电子版)编辑委员会浅表器官学组. 甲状腺结节超声诊断规范. 中华医学超声杂志(电子版)，2017，14(4):241－244

[18] 陶菁，彭清海. 超声造影技术在甲状腺良恶性结节鉴别中的应用. 医学综述，2018，24(1):170－174

第四章　甲状腺先天发育异常

甲状腺先天发育异常(thyrod congenital abnormality)指甲状腺不发育或先天发育不良,包括先天性甲状腺功能减低症、甲状腺异位、甲状腺发育不全或阙如、甲状舌管囊肿以及甲状舌管瘘。

甲状腺发育异常较为少见,尤其是异位甲状腺和甲状腺阙如,临床发病率更低,且常常缺乏特异的临床表现,容易被忽视,甚至被误诊、误治而造成严重后果。

第一节　先天性甲状腺功能减低症

一、病因及病理

先天性甲状腺功能减低症(congenital hypothyroidism, CH)是目前最常见的新生儿内分泌疾病。发病率1/(3000~4000),如不及时治疗可导致严重的智力和身体发育障碍,CH约85%继发于甲状腺发育异常,其中46%甲状腺异位,33%甲状腺发育不全,11%为促性腺激素发育异常。胎儿下丘脑-垂体-甲状腺轴的发生发育异常或功能代谢障碍可导致患儿血中甲状腺激素缺乏而出现一系列临床症状,其病因与调控甲状腺发育过程的基因突变有关。

较为典型的是克汀病,又称呆小症,可分地方性克汀病和散发性克汀病。地方性多因为摄入不足,如地区自然环境中缺乏微量元素-碘,影响甲状腺素的合成,从而引起"大粗脖",而母亲由于缺碘患这种病后,供应胎儿的碘不足,致胎儿期甲状腺激素合成不足,可影响胎儿和新生儿的发育,尤其是脑组织,故会导致小孩呆小。散发性克汀病则主要由于甲状腺被破坏如母亲患有甲状腺疾病,血液中有抗甲状腺自身抗体,破坏胎儿甲状腺组织,或者妊娠期间服用了抗甲状腺药物,使胎儿甲状腺先天性发育不全所致。文献报道散发性克汀病是由常染色体隐性遗传引起。

甲状腺素是人体生长发育所必需的内分泌激素，若缺乏可直接影响小儿脑组织和骨骼的发育。如果在出生后到 1 岁以内不能早发现、早治疗，则会造成终生智力低下及矮小；相反，如能早诊断及时给予甲状腺素口服，则生长发育可完全正常。

二、临床表现

患儿刚出生时体重要比其他的新生儿重，平时少哭笑，少活动，反应迟钝，食欲缺乏；他们的头大、额低、鼻宽、鼻梁下陷、两眼距离宽、眼裂小、眼皮水肿、舌大且常伸出口外、流口水，表情呆滞、反应迟钝，喜静懒动，语言缓慢、音调低沉；皮肤干冷而粗糙，毛发稀少且无光泽，不易出汗、体温也较低；身材矮小、智力低下、语言不清、听力减退、甚至聋哑；患儿容易出现脐疝和黄疸。

三、诊断及鉴别诊断

超声可准确评估甲状腺发育情况及有无甲状腺肿大，但对异位甲状腺判断不如核素扫描敏感。甲状腺肿大常提示甲状腺激素合成障碍疾病。在临床中只要在新生儿出生两三天后，采三滴新生儿足跟血，做一个甲状腺功能减低症的筛查，就能得到早期发现、早期诊断、早期治疗。目前已经列入新生儿筛查计划中。超声示颈前仅有残留的甲状腺组织或者完全无甲状腺组织，结合甲状腺功能检查，即可确诊是原发性先天性甲状腺功能减低症；若显示颈前有甲状腺组织，但发育不良，或者异常增大伴"血流丰富"，结合甲状腺功能检测，也可判断先天性甲状腺功能减低症；显示甲状腺形态大小位置正常，甲状腺功能检测明显异常，可提示甲状腺有功能障碍；显示甲状腺正常的小儿，若甲状腺功能检测只有 TSH 值升高，有可能属于暂时性甲状腺功能减低症或高 TSH 血症。

四、超声表现

先天性甲状腺功能减低症超声表现不尽相同，可能出现以下表现。

1. 甲状腺未见明显异常，甲状腺形态规则，左右叶基本对称，腺体实质回声为分布均匀密集细小光点。CDFI 显示甲状腺呈散在稀疏点状血流信号，分布正常；少数血流信号可较丰富，呈短棒状、条状血流信号。

2. 甲状腺体积可明显肿大，甲状腺双侧叶呈均匀性肿大，腺体内为均匀细小光点分布的中等强度回声，边缘圆钝。CDFI 显示腺体内血流信号明显增多，腺体内可见弥散分布的点状、棒状彩色血流信号，部分血流信号融合呈"火海征"；也可腺体内仅见稀疏点状血流信号，血流信号未见明显增多(图 4 - 1)。

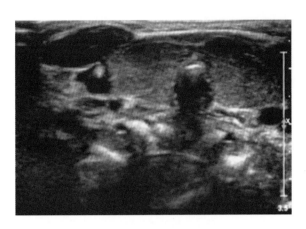

图4-1　新生儿甲状腺功能减低症，体积大

3. 甲状腺体积偏小，甚至明显缩小、发育不良，回声增强，光点分布不均匀，内可探及条索状增强回声（图4-2）。CDFI显示甲状腺体积明显缩小者一般不易显示血流信号；体积偏小者内可见点、条状血流信号。

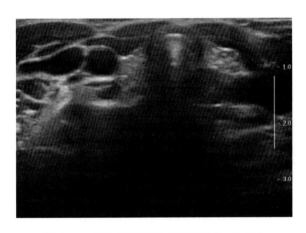

图4-2　新生儿甲状腺功能减低症，体积小

【病例分享】

病例一：

患儿，女，15天。早产儿，甲状腺功能减低（图4-3）。

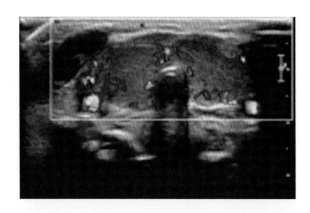

图4-3　新生儿甲状腺体积增大、血流丰富

征象分析：①临床资料：新生儿，甲状腺功能减退；②甲状腺双侧叶及峡部体积增大，形态饱满，实质光点略增粗；③CDFI：血流信号较丰富

诊断：结合超声征象诊断新生儿先天性甲状腺功能减低症。

病例二：

患儿，女，11天。因黄疸入院查体发现甲状腺功能减低5天（图4-4）。

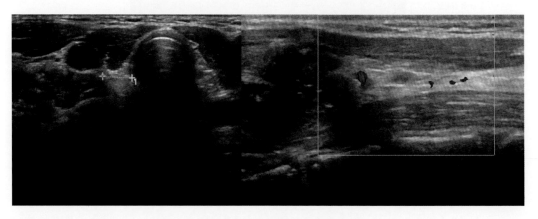

图4-4　新生儿甲状腺双侧叶及峡部体积小

征象分析：①临床资料：新生儿甲状腺功能检查，甲状腺素水平低；②甲状腺双侧叶及峡部体积小，实质光点略增粗，分布不均匀；③CDFI：血流信号稀疏

诊断：结合超声征象诊断先天性甲状腺功能减低症。

第二节　甲状腺发育不全或阙如

甲状腺发育不全(hyroid aplasia)或阙如是指甲状腺位置正常,形态异常。可表现为腺体一侧叶很小或阙如,无峡部;或双侧叶阙如而峡部肥厚,椎叶很大、很长或连接于侧叶上;或甲状腺整体体积小;或完全缺乏腺体组织(完全阙如者需除外异位甲状腺方能诊断)。甲状腺偏侧阙如症是一种十分罕见的甲状腺发育不全,是一种先天性疾病,发病率较低,国内外文献报道较少,甲状腺先天性异常有多种表现。左叶阙如较多见,约占80%;峡部阙如占44%~50%。

一、病因及病理

发病原因尚不明确,多与环境及遗传因素有关。有文献报道 TTF-2 基因变异与甲状腺发育不全有关。

二、临床表现

根据其阙如程度,临床表现有所差别。甲状腺完全阙如者在幼儿期出现先天性甲状腺功能减低的相关临床表现;而部分阙如者,由于常为甲状腺一侧叶阙如而另一侧形态大小如常,因此不影响甲状腺分泌功能,多无任何自主症状,通常是常规体检或因患其他甲状腺疾病就诊时而偶然发现,部分患者亦可有甲状腺功能减退,因甲状腺偏侧阙如症而导致的低储备功能,是导致甲状腺功能减退的原因。

三、诊断及鉴别诊断

因正常甲状腺触诊时不易触及,所以甲状腺偏侧阙如症靠物理诊断难以发现,甲状腺超声检查经济易操作、无创,故是首选的辅助诊断方法。根据甲状腺功能减低的表现,超声检查多可明确甲状腺的位置和大小,确定其发育的完整性。完全阙如者需与完全异位甲状腺鉴别,需进一步行 CT 和核医学检查,根据甲状腺功能情况决定其治疗方案。

四、超声表现

可表现为单侧叶阙如或峡部阙如,甚至完全阙如。甲状腺单侧叶阙如者,超声仅见一侧甲状腺叶及峡部结构,腺体实质回声光点密集均匀,CDFI 显示单侧叶腺体内见点状、条状血流信号;甲状腺双侧叶阙如者,超声仅见峡部结构,峡部甲状腺组织可代偿性肥厚,回声光点密集均匀,CDFI 显示峡部腺体内见点状、条状血流信号。甲状腺峡部阙如者,超声可见双侧叶,而未显示峡部结构,甲状双侧叶腺体实质回声光点密集均匀,CDFI 显示双侧叶腺体内见点状、条状血流信号。完全阙如者,甲状腺区及颈部其他地方均未探及甲状腺结构(图 4-5,图 4-6)。

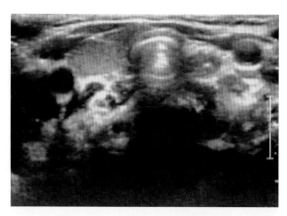

图4-5　新生儿甲状腺左叶阙如

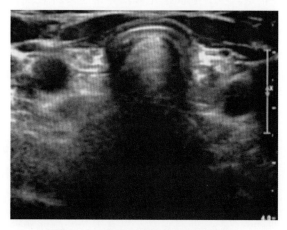

图4-6　新生儿甲状腺双侧叶阙如

甲状腺发育不全：甲状腺体积明显缩小，回声稍增强，光点分布不均匀，CDFI腺体内不易显示血流信号或仅显示稀疏血流信号（图4-7，图4-8）。

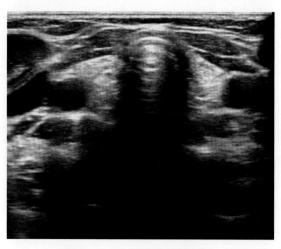

图4-7　先天性甲状腺体积小

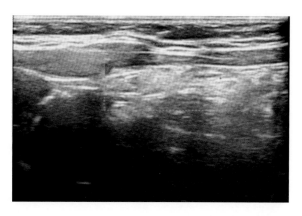

图 4 - 8　甲状腺右侧叶纵切面，CDFI 显示血流稀疏

【病例分享】

病例一：

患者，女，21 岁。颈部不适 1 个月，健康体检（图 4 - 9）。

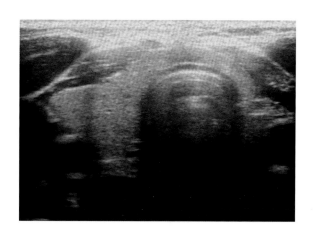

图 4 - 9　颈部左侧未见甲状腺左叶

征象分析：①病史：无手术史；②甲状腺右叶及峡部完整，左叶阙如；③颈部其余地方探查未见甲状腺组织

诊断：结合超声征象诊断先天性甲状腺左叶阙如。

病例二：

患儿，男，3 岁。因发热待查入院 3 天，进行全面检查（图 4 - 10）。

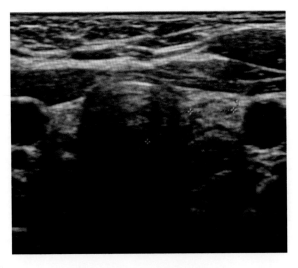

图 4 - 10 小儿甲状腺体积小

征象分析：①病史：无手术史及甲状腺病史；②实验室检查：甲状腺素水平低；③甲状腺区探及甲状腺回声，体积小、光点粗、回声不均匀，颈部其余地方探查未见甲状腺组织

诊断：结合超声征象诊断先天性甲状腺发育不良。

第三节　甲状腺异位

甲状腺异位（thyroid ectopia）是一种先天胚胎发育异常性疾病，发病率低，甲状腺胚胎发育第 4 周，原始甲状腺胚基自舌根部下降，第 7 周时到达正常位置形成甲状腺峡部及侧叶。若甲状腺下降过程异常，停留或迷走到其他位置，则为异位甲状腺。按正常解剖部位是否有甲状腺组织来分，异位甲状腺可分为两种类型。①完全异位的甲状腺：即正常部位无甲状腺，异位的甲状腺是唯一有功能的组织，称为迷走甲状腺，约占 75%，可伴有先天性甲状腺功能减退，一旦被误切将影响身体及智力发育，对儿童及青少年的影响尤其严重，且需终身服用甲状腺素片；②正常部位仍存有甲状腺者：该异位的甲状腺称为副甲状腺，出现临床症状或良恶性病变时可完全切除，一般不影响甲状腺的功能。

一、异位部位

异位甲状腺可发生在甲状腺下降沿线的任何部位。主要位于口腔至膈肌范围，如舌骨上下、甲状软骨附近、气管前、纵隔内、主动脉旁等部位，多见于颈部，舌根部最多见，发生率约占90%，据报道还可异位于腹腔、卵巢、肾上腺、膀胱等部位。此外国外尚有两个及三个甲状腺异位的报道。

二、临床表现

临床多表现为颈中线或颈侧部位无痛性肿物，质地中等、表面光滑、边界清楚、可随吞咽移动，当其发生各种良性或恶性病变时，可产生疼痛、呼吸或吞咽困难等压迫症状。位于颈中线异位甲状腺因同甲状舌管囊肿发生部位、临床表现极相似，且发生率远低于后者，故极易被误诊。位于颈侧的异位甲状腺更少见，易被误诊为淋巴结炎、表皮样囊肿、涎腺肿瘤等。

三、诊断及鉴别诊断

异位甲状腺因可发生于不同部位、发病率低、缺乏特异性临床表现等特点，易被误诊、误治。因此，在诊断时详细的病史采集、实验室检查及影像学检查对正确诊断非常重要，超声检查可确定颈前正常甲状腺部位有无甲状腺组织及其大小、位置等，且有助于颈部异位甲状腺与甲状舌管囊肿的诊断与鉴别诊断，此外，超声引导下的细针穿刺有助于明确诊断。

四、超声表现

超声声像图表现为在非正常甲状腺位置探及肿物呈椭圆形或楔形，边界清，包膜完整，回声分布均匀，内呈低回声，与甲状腺组织回声相似，在正常甲状腺区域未探及甲状腺或探及部分发育不良的甲状腺组织，彩色多普勒血流显像检查，异位甲状腺内可见丰富彩色血流显示，可测得动、静脉频谱，动脉收缩期最大峰值流速较正常甲状腺动脉收缩期最大峰值流速低(图4-11)。

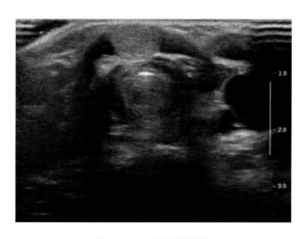

图4-11 异位甲状腺

【病例分享】

病例一：

患者,男,5 岁。无意间发现颈部正中包块一周就诊,无疼痛发热,无不适(图 4 – 12)。

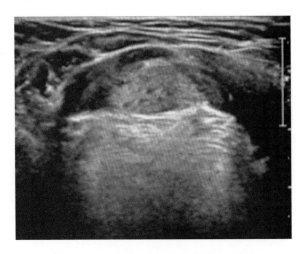

图 4 – 12 颈部正中舌根部甲状腺样组织

征象分析:①部位:颈部正中舌根部;②周围毗邻关系:与周围脏器均无明显关系,正常甲状腺区未见正常甲状腺组织;③呈椭圆形,边界清,包膜完整,回声分布均匀,与甲状腺组织回声相似

诊断:结合超声征象诊断异位甲状腺。

病例二：

患者,男,16 岁。发现颏下包块 1 个月就诊,无疼痛发热,无不适(图 4 – 13 至图 4 – 15)。

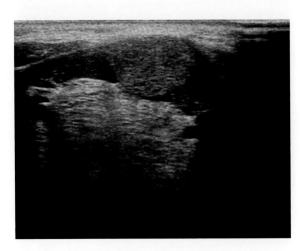

图 4 – 13 颏下包块,回声类似于甲状腺组织

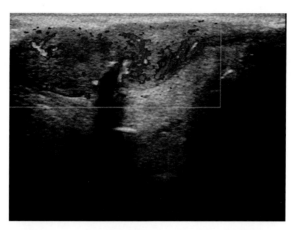

图4-14　血流信号较丰富，类似于甲状腺组织

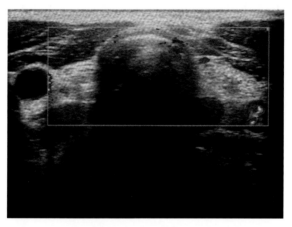

图4-15　甲状腺区仅见少许发育不良的甲状腺组织

征象分析：①部位：颈部正中颏下；②周围毗邻关系：与周围脏器均无明显关系，正常甲状腺区仅见少许发育不良的甲状腺组织；③呈椭圆形，边界清，包膜完整，回声分布均匀，与甲状腺组织回声相似；④CDFI：血流信号丰富，类似于甲状腺组织

诊断：结合超声征象诊断异位甲状腺。

第四节　甲状舌管囊肿与瘘

甲状舌管囊肿(thyroglossal cyst)是指在胚胎早期甲状腺发育过程中，甲状腺舌管退化不完全、不消失而在颈部遗留形成的先天性囊肿。囊肿内常会聚集上皮分泌物，另外，囊肿可通过舌盲孔与口腔相通，而易继发感染，甚者可破溃形成甲状舌管瘘。如果在发育过程中导管内上皮细胞未退化消失，即可在盲孔至胸骨切迹间正中线的任何部位形成

甲状腺舌管囊肿，囊肿因感染破溃或手术切开后形成瘘。大多数出现于 5 岁左右，男性略多于女性，约有四成患者并发感染，成年人也有发现。

一、病因及病理

胚胎第 3 周时，在原口腔的咽底部第 1 和第 2 对咽陷凹间的正中部分，形成一个憩室状的甲状腺胚基。此胚基在喉部前方沿正中线向下移行至颈部，其行径构成一条细长的导管，称为甲状腺舌管。舌骨由两侧向正中发育而包围导管或居于其前后方，其下端形成甲状腺。至第 5 周时甲状腺舌管即退化成实质的纤维条索，在口腔端残留为舌根部盲孔。如果在发育过程中导管内上皮细胞未退化消失，则可在盲孔至胸骨切迹间正中线的任何部位形成甲状腺舌管囊肿(图 4 - 16)。甲状腺舌管囊肿的内壁衬以复层鳞状或柱状上皮细胞，囊壁或瘘壁全为结缔组织所构成，无淋巴组织，囊内含有淡黄色黏液样液。

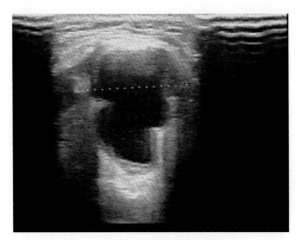

图 4 - 16　颈前正中皮下囊性包块

边界清晰，包膜完整，CDFI：未见明显血流信号

二、临床表现

在颈部正中相当于舌骨下的甲状软骨部位，可见 1 ~ 2cm 直径的圆形肿块，表面光滑，边缘清楚，囊性，因充盈紧张而有实感。较固定，不能上下或左右推动，但可随吞咽或伸舌运动而略有上下移动。小的囊肿可扪到一条索带连向舌骨，未发生感染时，不与皮肤粘连，无疼痛与压痛，自行破溃或切开引流后形成甲状腺舌管瘘。从瘘口经常排出透明或混浊的黏液，经过一定时间后瘘口可暂时封合结痂，但不久又破溃流液，可反复发生，经久不愈，在瘘口深处可扪及向上潜行的索状组织通向舌骨。

三、诊断及鉴别诊断

1. 诊断

(1)多见于小儿和青年。颈前舌骨平面下有圆形肿块，表面光滑，界限清楚，囊性感，皮肤无粘连,随吞咽上下移动。沿舌骨方向可触及索状物,张口伸舌时可觉肿物回缩上提。

(2)囊肿继发感染时,局部红肿触痛,自行破溃或切开引流后,可形成经久不愈的瘘。上述部位肿块因感染可有红肿、疼痛与压痛,自行破溃或切开引流后瘘口经常排出透明或混浊的黏液,瘘口可暂时封合结痂,但反复破溃流液经久不愈。黏液性分泌物,常含柱状和鳞状上皮细胞。

2. 鉴别诊断　10% ~20%囊肿位于舌骨的上方,应与该部位好发的颏下淋巴结炎和皮样囊肿相鉴别。囊肿位于胸骨至甲状腺间,应与气管源性囊肿、皮样囊肿、甲状腺囊肿、液化的结核性淋巴结、异位的唾液腺囊肿鉴别。特别要强调注意异位的甲状腺,文献报告被误切后发生甲状腺功能低下,因其70%病例阙如正常甲状腺。因此,必要时应进行甲状腺扫描和功能检查。略偏于正中线的囊肿应与鳃源性囊肿鉴别。

四、超声表现

甲状舌管囊肿多表现为颈部正中囊性肿块,也有偏一侧者,位于甲状软骨水平居多,其次是甲状软骨下方及甲状软骨上方。肿块大部分形态不规则,边界清楚,多为类实性中等回声肿块,与周边组织回声相近,分界清晰,囊肿壁较厚的多见,少数为薄壁型囊肿,多数内部无分隔。囊肿内部回声呈现多样性,大致可分为4种。

1. 单纯液性无回声,后方回声增强(图4 – 17)。

2. 囊内为细密点状回声,囊内见稠密不一的细密点状回声,轻压探头可滚动,后方回声增强(图4 – 18)。

3. 囊内细密点状回声分布较均匀(图4 – 19)。

4. 囊内为类实性回声,探头加压后点状回声可见轻微移动,后方回声增强不明显。所有肿块彩色多普勒显示均无血流信号(图4 – 20)。

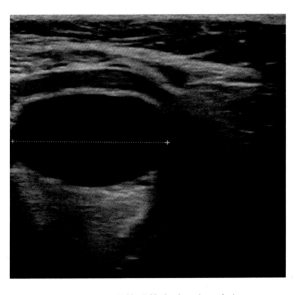

图4 – 17　甲状舌管囊肿,液区清亮

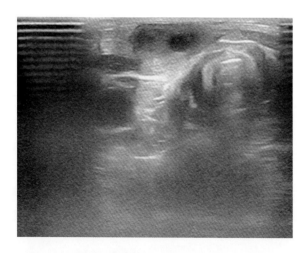

图 4-18　甲状舌管囊肿，内见不均匀细小密集光点

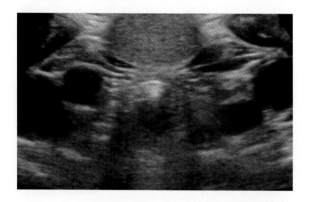

图 4-19　甲状舌管囊肿，内见均匀细小密集光点

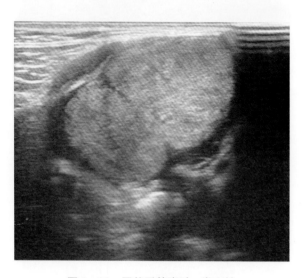

图 4-20　甲状舌管囊肿，类实性

五、甲状舌管囊肿合并瘘口形成

甲状舌管囊肿合并皮肤瘘口，就是有外瘘（一边盲端，一边有瘘口），也有可能完全瘘，两边都开口（舌盲孔和皮肤都有瘘口），超声只能看见外瘘口，有明显窦道的需要测量窦道长度，超声表现为低回声管状结构，形态可以不规则（图4-21）。

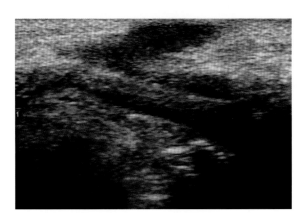

图4-21　甲状舌管瘘

六、治疗原则

1. 本病原则上应主要是手术治疗，年幼体弱者可酌情推迟手术时间。

2. 并发感染者，先用抗生素控制感染，张力高者先行切开引流。

3. 有瘘管者也须炎症控制后手术治疗。

对于细小的囊肿是否必要的摘除的意见尚不一致，但鉴于感染后手术复杂和再发率增加因此确诊后以早期手术为宜。手术者必须熟知下列结构的特征：①瘘管与舌骨紧密附着并贯穿其中；②舌骨后方的瘘管非常细小而脆弱；③瘘管有憩室样的突起或侧支。手术要点是切除舌骨一部分并全部切除囊肿与瘘管才不致术后复发，复发率4%~5%均系切除不完全所致。有感染的病例先做切开引流，给抗生素治疗，待炎症消退后再手术根治。

【病例分享】

病例一：

患者，女，61岁。体检发现颈部偏左包块半个月就诊，无疼痛发热，无既往病史（图4-22）。

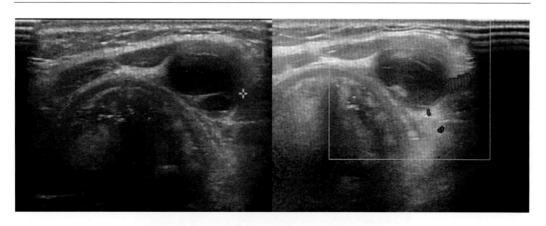

图 4 - 22　颈部偏左甲状软骨水平囊性包块

征象分析：①部位：颈部甲状软骨水平偏左；②周围毗邻关系：与甲状软骨关系密切，与甲状腺、颌下腺等均无明显关系；③包膜完整，内为无回声区基础上少许细小光点及分隔光带；④CDFI：其内未见血流信号

诊断：结合超声征象诊断甲状舌管囊肿。

病例二：

患者，男，4岁。父母为其洗澡无意间发现颈部正中颏下包块一周就诊，无不适（图4 - 23）。

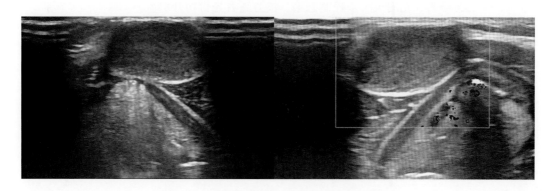

图 4 - 23　颈部正中颏下回声均匀的囊性包块

征象分析：①部位：颈部正中、颏下；②周围毗邻关系：与甲状软骨关系密切，与甲状腺、颌下腺等均无明显关系；③包膜完整，内为均匀细小密集光点；④CDFI：其内未见血流信号

诊断：结合超声征象诊断甲状舌管囊肿。

病例三：

患者，男，9岁。发现颈部正中包块并诊断为甲状舌管囊肿2个月，昨日自感溃烂，皮肤有破口、有渗液（图4 - 24）。

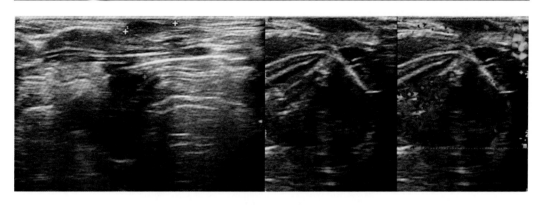

图 4 - 24　颈部正中不规则回声减低区

征象分析：①病史：甲状舌管囊肿；②部位：颈部正中；③周围毗邻关系：与甲状软骨关系密切，与甲状腺、颌下腺等均无明显关系；④无包膜完整，形态不规则，内为细小密集光点；⑤CDFI：其内未见血流信号

诊断：结合病史及超声征象诊断甲状舌管囊肿破裂。

病例四：

患者，男，11 岁。甲状舌管囊肿术后一年，发现原手术部位隆起 2 个月（图 4 - 25）。

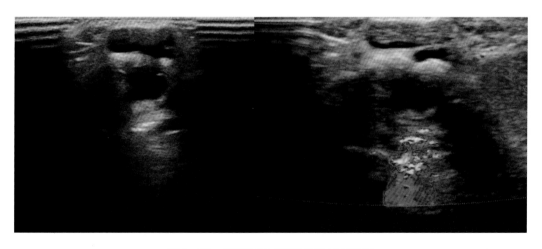

图 4 - 25　颈部原手术部位囊性无回声区

征象分析：①病史：甲状舌管囊肿手术；②部位：原手术部位；③周围毗邻关系：与甲状软骨关系密切，与甲状腺、颌下腺等均无明显关系；④有包膜完整，形态不规则，内为无回声区基础上分隔光带；⑤CDFI：其内未见血流信号

诊断：结合病史及超声征象诊断甲状舌管囊肿术后复发。

病例五：

患者，男，7 岁。无意间发现颈前正中条索状隆起一周，偶有渗液（图 4 - 26）。

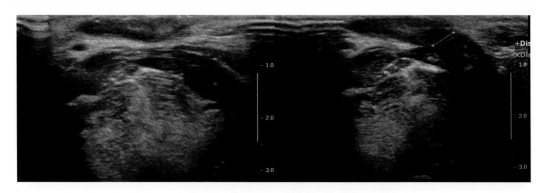

图 4 - 26　颈部甲状软骨水平无回声区、于深部可见瘘口

征象分析：①部位：颈部正中甲状软骨水平；②周围毗邻关系：与甲状软骨关系密切，其下方可探及 4.9mm 瘘口与深面相通；③颏下皮下脂肪层内可探及 22.0mm×4.8mm 囊性无回声区，其内可见密集细小光点；④CDFI：其内未见血流信号

诊断：结合超声征象诊断甲状舌管瘘。

（周　琦　余珊珊）

参 考 文 献

[1] Szineai G. Genetics of normal and abnormal thyroid development in humans. Best lktct Re* Clin Endocrinol Metab, 2014, 28(2)：133 - 150

[2] Jha PS, Rote - Kaginalkar V, Titare P, et al. Hemiagenesis of thyroid with dual thyroid ectopia：A rare case report. Indian J Radiol Imaging, 2018, 28(1)：14 - 17

[3] Forgalski WJ, Barańska H. Unilateral thyroid aplasia. Pol Tyg Lek, 1981, 36(7)：267 - 269

[4] Stäger J, Froesch ER. Congenital familial thyroid aplasia. Acta Endocrinol(Copenh), 1981, 96(2)：188 - 191

[5] Şimşek T, Cantürk NZ, Cantürk Z, et al. Bilobar thyroid agenesis with primary hyperparathyroidism：report of a case. Surg Today, 2015, 45(6)：787 - 792

[6] Tucker D, Woods G, Langham S, et al. The Incidence and Clinical Features of Dual Thyroid Ectopia in Congenital Hypothyroidism. J Clin Endocrinol Metab, 2016, 101(5)：2063 - 2068

[7] Raharinavalona SA, Razafinjatovo IM, Raherison RE, et al. Case of thyroid ectopia in the hyoid region in a young Malagasy girl. Pan Afr Med J, 2018, 24(30)：54

[8] Rahalkar M, Rahalkar A, Solav S. A rare case of triple thyroid ectopia. Indian J Endocrinol Metab, 2014, 18(2)：238 - 240

[9] Yeap PM, Attaie M, Jones J, et al. Visible thyroid ectopia. Arch Dis Child Fetal Neonatal Ed, 2012, 97(6)：F482 - 483

第五章　甲状腺炎性病变

第一节　桥本氏甲状腺炎

桥本氏甲状腺炎(hashimoto thyroiditis，HT)，又名慢性淋巴细胞性甲状腺炎(chronic lymphocytic thyroiditis，CLT)、自身免疫性甲状腺炎(autoimmune thyroiditis)，是引起原发性甲状腺功能减低和甲状腺肿最常见的原因。

一、病因及流行病学

桥本氏甲状腺炎是临床中最常见的甲状腺炎症，其发生与遗传、环境、感染、药物、激素水平及精神紧张等因素有关，发病率为0.3%~10%，好发年龄为40~60岁，多见于女性，其中男女比例为1∶4；同时该病也是儿童和青少年主要的甲状腺疾病。

二、临床表现

1. 该病起病隐匿，早期可无症状。

2. 10%~20%患者可出现局部压迫或甲状腺区的隐痛。该病最突出的临床表现为甲状腺肿，呈弥散性、对称性，质地坚韧有弹性，多数无触痛。病程短者，表面光滑，病程长者，表面多有结节，质地偏硬。多数患者无咽喉部不适感。

3. 早期甲状腺功能多正常，患者仅有乏力等轻度不适，后期甲状腺功能减低，并出现相应临床表现。该病发展过程中可出现一过性甲状腺功能亢进，此与疾病短期内明显甲状腺滤泡破坏，大量激素释放入血有关。桥本氏甲状腺炎可与Graves甲状腺功能亢进并存，此种状态称为桥本甲状腺功能亢进(hashitoxicosis)。

4. 部分患者甲状腺无肿大，但出现严重甲低，称萎缩性甲状腺炎。

5. 近年来儿童桥本氏甲状腺炎发病率升高，约占儿童甲状腺肿的40%，甲状腺肿常轻度，质地较软。其中甲状腺微粒体抗体(TMAb)、甲状腺过氧化物酶抗体(TPOAb)滴度较成人低，TMAb、TPOAb阴性病例较成人多见。

三、实验室检查

1. 甲状腺功能正常或亢进或减退　血清总T_3、T_4在疾病早期多数正常，疾病发展

过程中可出现血清 T_3、T_4 一过性升高,后期血清总 T_3、T_4 水平减低。TSH 在病程的不同阶段可表现为正常、减低或升高。

2. 血清抗甲状腺过氧化物酶抗体(TPOAb)和(或)抗甲状腺球蛋白抗体(TGAb)阳性。

3. ^{131}I 吸收率检查多数患者在正常水平,但也可出现降低或升高。

4. 细针抽吸活检,可见大量的淋巴细胞浸润、滤泡上皮细胞嗜酸性变(hürthle 细胞),也可见不同程度纤维化。

四、病理表现

1. **肉眼观** 弥散性对称性肿大,质地较韧,与周围组织无粘连,色灰白或灰黄。部分病例可为多结节状;少数病例因广泛纤维化而质硬,灰白色。

2. **光镜下** 甲状腺实质小叶结构破坏、滤泡萎缩,内有大量淋巴细胞、浆细胞和巨噬细胞浸润,滤泡间可见淋巴滤泡形成,并伴有显著的生发中心。

五、超声表现

1. **二维** 桥本氏甲状腺炎的超声表现根据甲状腺实质的内部回声不同可分为弥散型、局限型及结节型 3 类。

(1)弥散型:为桥本氏甲状腺炎最为常见的超声表现,表现为甲状腺弥散性增大,峡部增厚明显,内部可见局限性片状减低,分布不均匀,随着病程进展腺体内可出现纤维组织增生,表现为条索样或粗网络样强回声。

(2)局限型:相对少见,是桥本氏甲状腺炎的一种特殊类型,为其早期表现,超声表现为甲状腺一侧或双侧叶单个或多个不均匀低回声区,边界清楚,形态欠规则,呈"地图样",病变占位效应不明显。

(3)结节型:炎症后期滤泡间及小叶间出现不同程度的结缔组织增生,分隔或包裹腺体组织而形成结节。甲状腺回声减低基础上可见大小不等的结节,单发或多发,内部呈低、等或高回声,结节亦可出现囊性变、钙化,若结节边界模糊,形态不规则或伴有沙砾样钙化,应警惕恶性结节可能。

2. **彩色及脉冲多普勒** 甲状腺实质血流信号早期多呈轻度增多,部分患者明显增多。随着疾病纤维化的进展,血流信号降低,后期血流信号明显减少。若有结节形成,其边缘和中央可见血流信号。频谱多普勒可见甲状腺动脉收缩期峰值流速高于正常人,但低于甲状腺功能亢进症者。

六、诊断与鉴别诊断

桥本氏甲状腺炎声像图表现多样,其中局限型病变应与亚急性甲状腺炎声像图相鉴别,后者甲状腺区压痛明显,片状回声减低区形态多不规则,后方回声增强,峡部未见明显增厚。Graves 病与桥本氏甲状腺炎较为相似,但它的声像图表现主要以左右径增大为主,而桥本氏甲状腺炎则以内部网络样、条索样高回声为主要特点。结节型桥本氏甲状腺炎声像图需与结节性甲状腺肿相鉴别，结节性甲状腺肿多无临床症状，为单发或多发的结节，回声多样化，血供状态不一，多表现为结节周边及内部环绕的血流信号，而结节型 HT 彩色多普勒显示血流信号多出现于结节之间，结节周边及内部血流信号少。

【病例分享】

病例一：

患者，女，56 岁。体检发现甲状腺弥漫性病变就诊。甲状腺功能八项提示 T_3、T_4 正常，TSH 轻度升高，TPOAb、TGAb 升高（图 5 - 1）。

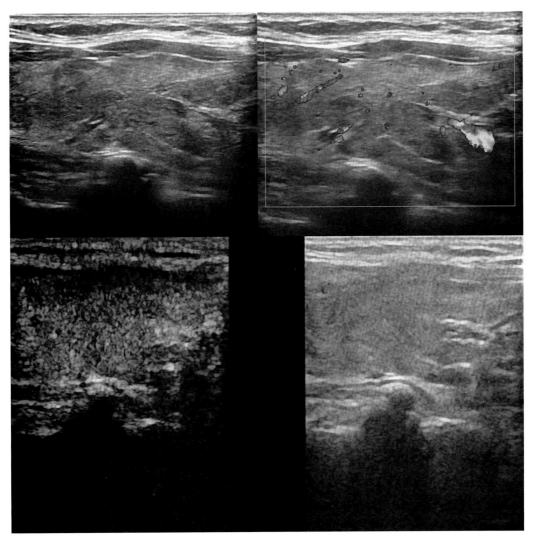

图 5 - 1　桥本氏甲状腺炎（弥散型）

征象分析：甲状腺体积对称性增大，峡部略增厚。腺体内部光点增粗，回声欠均匀，可见散在纤维条索。CDFI 示血流信号稍丰富；造影：造影剂呈均匀等增强

视频

诊断：超声图像结合甲状腺功能诊断为桥本氏甲状腺炎（弥散型）。

病例二：

患者，女，47 岁。自觉甲状腺肿大 2 周就诊。甲状腺功能八项提示 T_3、T_4 减低，TSH 升高，TPOAb、TGAb 升高（图 5 - 2）。

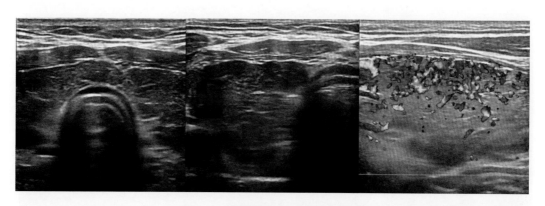

图 5 - 2　桥本氏甲状腺炎（弥散型）

征象分析：甲状腺弥散性增大，峡部增厚。实质内部回声不均匀，散在片状回声减低区，并可见少许条索样强回声。CDFI 示实质血流信号增多，纤维化较明显处血流信号未见明显增多

诊断：结合超声征象诊断桥本氏甲状腺炎（弥散型）。

病例三：

患者，女，39 岁。体检发现甲状腺病变就诊，甲状腺功能八项提示 T_3、T_4、TSH 正常，TPOAb、TGAb 轻度升高（图 5 - 3）。

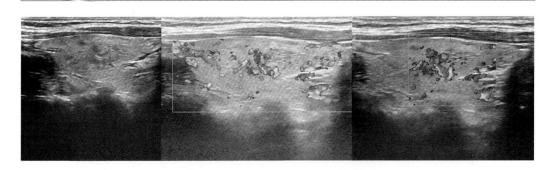

图 5 - 3 桥本氏甲状腺炎(局限型)

征象分析:甲状腺体积正常,右侧叶内可探及局限性小灶状回声减低区,边界清晰,形态不规则,无明显包膜及占位效应。片状回声减低区内部回声不均匀,可见纤细条索样强回声。CDFI 示回声减低区周边血流增多,余甲状腺实质血流信号轻度增加

诊断:结合超声征象及甲状腺功能结果诊断桥本氏甲状腺炎(局限型)。

病例四:

患者,男,35 岁。发现颈部包块就诊,甲状腺功能八项提示 T_3、T_4 减低,TSH、TPO-Ab、TGAb 轻度升高(图 5 - 4)。

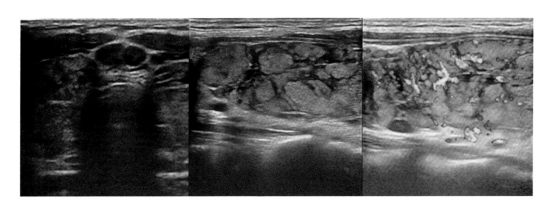

图 5 - 4 桥本氏甲状腺炎(结节型)

征象分析:甲状腺弥散性对称性增大,峡部增厚。甲状腺回声减低基础上多个大小不等的结节,内部可呈低、等或高回声,边界清晰。CDFI 示结节之间的甲状腺实质血流信号较为丰富

诊断:结合超声图像及甲状腺功能结果诊断桥本氏甲状腺炎(结节型)。

病例五:

患者,女,42 岁。桥本氏甲状腺炎病史 6 年就诊,常规复查发现甲状腺左侧叶结节(图 5 - 5)。

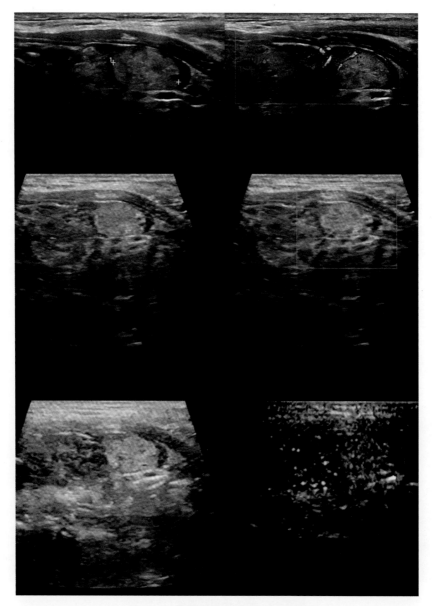

图 5 - 5　桥本氏甲状腺炎(结节型)

征象分析：①甲状腺弥散性对称性增大，峡部增厚。左侧叶下极可见高回声结节，边界清晰，椭圆形；②CDFI 示结节周边可见血流信号；③助力式弹性成像：病灶整体呈绿色，质地偏软；④超声造影：病灶可见造影剂进入，与周围甲状腺实质强化均匀一致

诊断：结合超声图像及甲状腺功能结果诊断桥本氏甲状腺炎(结节型)。

病例六：

患者，女，42 岁。桥本氏甲状腺炎病史 10 年就诊，常规复查发现甲状腺右侧叶结节（图 5 -6，图 5 -7)。

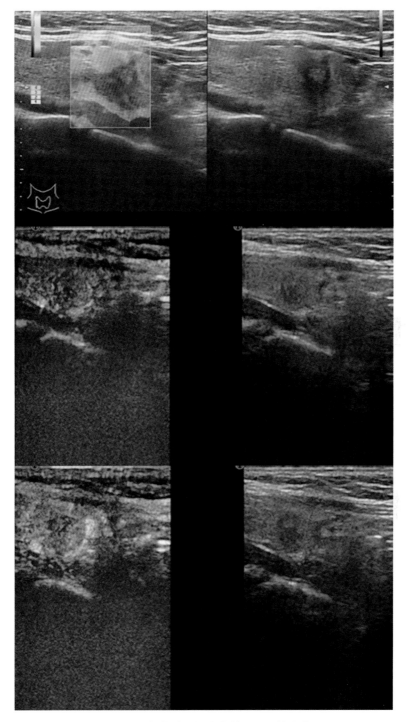

图5-6　桥本氏甲状腺炎基础上甲状腺癌

　　征象分析：甲状腺增大，可见多个细小回声减低区弥散性分布。右侧叶实质内的低回声结节边界模糊，形态不规则，纵横比＞1，周围可见低回声晕圈，后方回声衰减。助力式弹性成像显示结节质地较硬。造影：造影剂呈不均匀弱增强

视频

诊断：桥本氏甲状腺炎基础上的甲状腺癌。

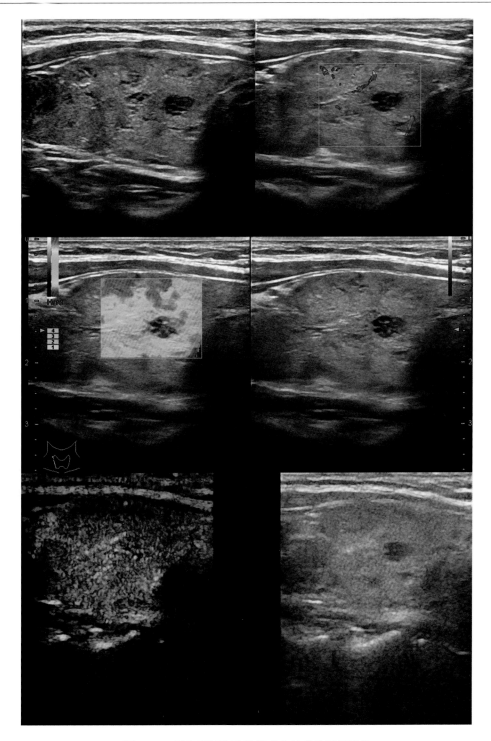

图5-7 桥本氏甲状腺炎基础上结节性甲状腺肿

征象分析:甲状腺增大,可见多个细小回声减低区弥散性分布。右侧叶实质内的低回声结节,边界清,形态规则,内可见网格状回声。助力式弹性成像显示结节质地软。造影:造影剂呈均匀等增强进入

视频

诊断：桥本氏甲状腺炎基础上的结节性甲状腺肿。

第二节　毒性弥散性甲状腺肿(Graves 病)

一、病因及流行病学

毒性弥散性甲状腺肿(Graves 病)是一种累及甲状腺、眼睛、皮肤等多系统的自体免疫性疾病，1835 年由 Robert Graves(爱尔兰)首先描述本病，又称 Graves 病。该病是引起甲状腺功能亢进最常见的原因，占所有甲状腺功能亢进病例的85%以上，同时本病与桥本氏甲状腺炎和特发性甲状腺功能减退关系密切，三者统称为自身免疫性甲状腺病。

本病多见于女性，男女之比为 1∶(4~6)，发病高峰年龄为 20~40 岁。典型病例以高代谢症群、甲状腺肿、突眼为特点，但在老人和儿童多不典型，近年来不典型病例增加。发病率 0.3~0.5/1000/年。

二、临床表现

1. 高代谢症群

(1)高代谢综合征：可表现为怕热、多汗、皮肤湿润、低热，但危象时可有高热。

(2)神经系统：可表现为易激动、精神过敏、舌和双手有细震颤、多言、失眠、思想不集中、焦虑烦躁、可有幻觉，甚至躁狂，但也可表现为寡言、抑郁。

(3)心血管系统：可表现为心悸、气促，活动后加剧。心动过速，常为窦性，100~120 次/分，静息或睡眠时心率仍快，为本病特征之一。心律不齐，以期前收缩为常见。心搏有力，心音亢进，常可闻及收缩期杂音。收缩压可升高，舒张压稍降低，脉压增大。严重者心脏扩大，可发生心力衰竭。

(4)消化系统：可表现为食欲亢进，但体重下降。老年患者可发展到恶病质状态，常有腹泻。

(5)运动系统：多种表现形式，主要表现为肌肉软弱无力。少数患者表现为甲状腺功能亢进性肌病。慢性甲状腺功能亢进肌病：起病慢，早期近端肌群受累，晚时远端，进行性肌无力，消瘦，甚至萎缩。甲状腺功能亢进并周期性瘫痪：东方男性多见，常伴低血钾，病机不清。其他还有急性甲状腺功能亢进肌病、甲状腺功能亢进并重症肌无力、甲状腺功能亢进眼肌麻痹症。

（6）生殖系统：可表现为女性月经减少、周期延长，甚至闭经。男性多阳痿，少数乳房发育。

（7）血液系统：可表现为贫血、白细胞减少、血小板寿命缩短，可出现紫癜。

2. 甲状腺肿　弥散性对称性肿大，质软，血流丰富，可闻及血管杂音，触及震颤，以腺体上部为著。甲状腺弥散对称性肿大伴血管杂音和震颤为本病的重要特征。

3. 眼症

（1）良性突眼：占大多数，一般为对称性，多无症状。主要因交感神经兴奋上睑肌所致。表现为：①眼向上看时，前额皮肤不能皱起（Joffroy 征）；②眼向下看时，上眼睑不能跟随眼球下落（Von Graefe 征）；③眼裂增宽（Darymple 征），少瞬目和凝视（Stellwag 征）；④眼球内聚不良（Mobius 征）。

（2）恶性突眼：少见，约占 5%。

三、实验室检查

1. 甲状腺放射性碘摄取率（RAIU）　主要用于亚急性甲状腺炎的诊断和鉴别诊断，以及甲状腺功能正常的浸润性眼病的鉴别诊断。

2. 血清总 T_3、T_4（TT_3、TT_4）及游离 T_3、T_4（FT_3、FT_4）测定　大多数 Graves 病甲状腺功能亢进的血清 TT_3 与 TT_4 同时升高；由于血清中的 FT_3、FT_4 含量较少，其测定的稳定性不如 TT_4、TT_3。

3. TSH 测定　血清 TSH 水平是评价甲状腺功能最敏感的指标。

4. TRH 兴奋试验　其反应低下提示甲状腺功能亢进、Graves 眼病，反应过高提示原发性甲状腺功能低下，反应延迟提示下丘脑甲状腺功能低下。

5. TRAb 测定　即 TSH 受体抗体，TRAb 是一组多克隆抗体，至少包括甲状腺功能刺激抗体（TSAb）和甲状腺功能刺激阻断抗体（TSBAb）。

6. TSAb 测定　即甲状腺功能刺激抗体，是 Graves 病诊断的重要指标。在 Graves 病中的阳性率为 80% ~90%。对判断病情活动，是否复发有一定价值，同时也可作为治疗停药的指标之一。

四、病理表现

1. 肉眼观　弥散性对称增大，为正常 2~4 倍，光滑，质较软，切面灰红呈分叶状，胶质少，肌肉状。

2. 光镜下　滤泡上皮细胞增生为主，呈高柱状或乳头样，滤泡腔内胶质稀薄，滤泡周边胶质出现许多大小不一的上皮细胞的吸收空泡。间质血管丰富、充血，淋巴组织增生。

五、超声表现

1. Graves 病甲状腺边缘相对不规则，可呈分叶状，包膜不平滑，甲状腺实质多呈弥散性低回声，可表现为均匀性减低，或不规则斑片样减低，或弥散性细小回声减低区等。实质回声亦可表现为中等回声，内部回声不均匀，伴有回声减低区。部分病例因形成纤维分隔而伴有细线状中高回声。

2. 少数 Graves 病患者可伴发实质性结节，类似于结节性甲状腺肿表现，可发生囊性变、钙化或恶变，恶变率 1.6% ~3.5%。

3. 彩色多普勒超声表现为甲状腺周边及实质内弥散性分布点状、分支状的血流信号，呈搏动性闪烁"火海征"。若血流增多分布较为局限，可称为"海岛征"。部分患者血流信号稍增多，呈现短棒状或树枝状血流。频谱多普勒表现为甲状腺动脉扩张，峰值流速加快。

【病例分享】

病例一：

患者，女，37 岁。自觉心率快、汗多，甲状腺功能提示 T_3、T_4、FT_3、FT_4 升高，TSH 减低。甲状腺摄碘率增高（图 5 - 8）。

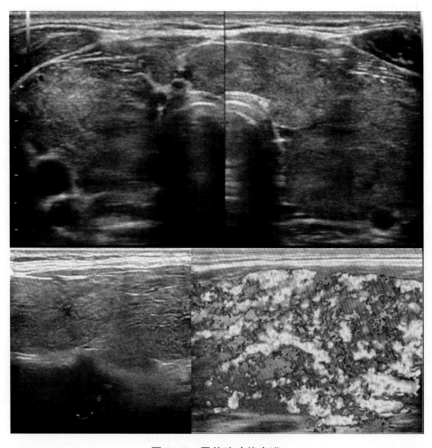

图 5 - 8 甲状腺功能亢进

征象分析：甲状腺体积增大，边缘不规则，呈浅分叶状，包膜不平滑，实质呈弥散性不规则斑片样减低,可见细线状中高回声。CDFI:实质弥散性分布分支状血流信号,呈搏动性闪烁"火海征"

诊断:符合甲状腺功能亢进声像图改变。

病例二:

患者,女,66 岁。自觉消瘦、易出汗,甲状腺功能提示 T_3、T_4、FT_3、FT_4 升高,TSH 减低(图 5 - 9)。

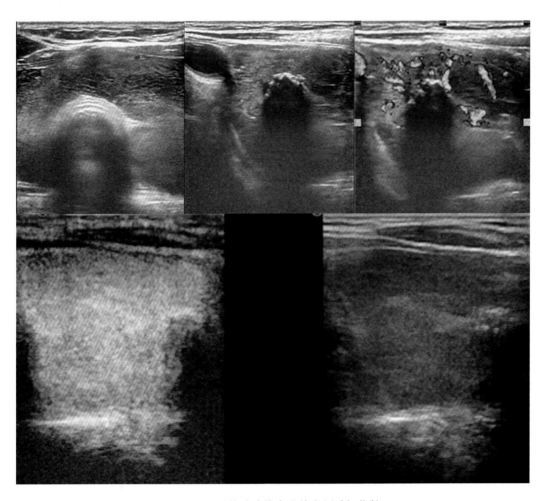

图 5 - 9　甲状腺功能亢进伴左侧叶钙化灶

征象分析:①甲状腺体积增大,形态不规则,实质呈弥散性不规则斑片样减低,可见细线状中高回声。左侧叶似可见低回声结节,内部显示强回声钙化灶,声影遮盖结节内部回声显示不清;②CDFI:甲状腺实质弥散性分布丰富的血流信号;③造影:造影剂均匀进入,钙化后方实质呈等增强

视频

诊断：甲状腺功能亢进伴左侧叶钙化灶。

病例三：

患者，男，59 岁。心悸 1 个月，甲状腺功能提示 FT_3、FT_4 升高，TSH 减低（图 5 - 10）。

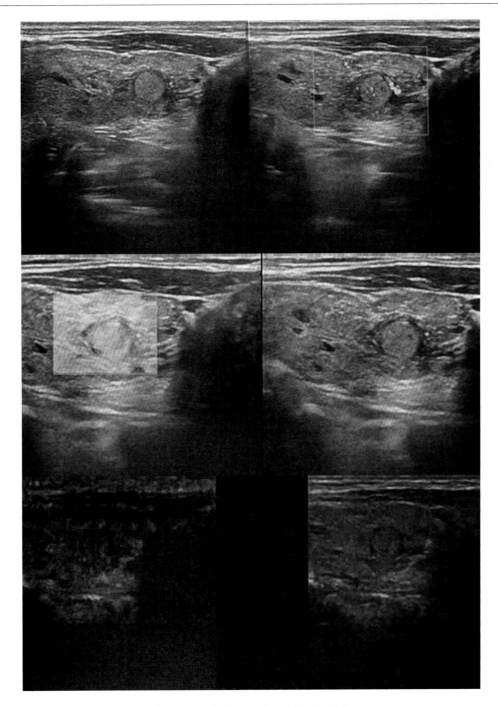

图 5 - 10　甲状腺功能亢进伴结节形成

征象分析：①甲状腺体积增大，实质回声不均，可见片状分布的回声减低区；②甲状腺左侧叶等回声结节，边界清晰，呈圆形，周边可见低回声晕圈，结节内部回声均匀；③CDFI：结节内显示条状血流信号，周边实质血供稍丰富；④弹性：结节质地偏硬；⑤造影：结节内均匀进入，呈等增强

视频

诊断：甲状腺功能亢进伴结节形成。

第三节 亚急性甲状腺炎

亚急性甲状腺炎(subacute thyroiditis, SAT)由 de Quervain 于 1904 年首先描述，又称亚急性肉芽肿性甲状腺炎、巨细胞甲状腺炎、de Quervain 甲状腺炎和肉芽肿性甲状腺炎等，是一种与病毒感染有关的自限性疾病。

一、病因及流行病学

目前普遍认为 SAT 的发生和病毒感染有关，最常见的是柯萨奇病毒，其次是腺病毒、流感病毒、腮腺炎病毒等。患者发病前常有上呼吸道感染史，常随季节变动，夏、秋季节高发，且具有一定的流行性。

本病近年来发病率逐渐增多，约占甲状腺疾病就诊患者总数的 5%，人口发病率为 (4~5)/10 万，多发生于 30~50 岁人群，男女之比为 1:4。

二、临床表现

1. 上呼吸道感染前驱症状　发病前 1~3 周多有病毒感染，似咽喉炎，出现发热、乏力、肌痛、食欲缺乏和咽痛等表现。

2. 甲状腺区域疼痛　特征性的甲状腺区域疼痛和触痛，可先发生于一叶，然后扩大或转移至另一叶，常放射至耳、咽喉、下颌角、颈部和枕胸背等，程度多较剧烈。

3. 甲状腺肿　常为弥散性不对称性，质地较硬。

4. 甲状腺功能变化相关临床表现　初期：患者可出现甲状腺毒症相关的症状，包括心悸、出汗增多和体重下降等；中期：患者在甲状腺激素合成功能尚未恢复之前即进入了甲状腺功能减退阶段，出现水肿、怕冷和便秘等症状；恢复期：多数患者的甲状腺功能会在短时间内(数周至数月)恢复正常。

三、实验室检查

1. 血常规　白细胞计数及中性粒细胞正常或偏高，红细胞沉降率增加，C - 反应蛋白明显升高。

2. 甲状腺功能　甲状腺毒症期：甲状腺功能 T_3、T_4、FT_3 与 FT_4 浓度升高，TSH 减低，甲状腺摄碘率下降。甲状腺功能减退期：甲状腺激素水平往往降至正常以下，TSH 水平升高，甲状腺摄碘率逐渐恢复。恢复期：各指标及甲状腺摄碘率均恢复正常。

3. 细针抽吸活检　可见多核巨细胞出现，肉芽组织形成。

四、病理表现

1. 肉眼观　呈结节状，轻 - 中度增大，质实，橡皮样，灰白或淡黄色，坏死或瘢痕，有粘连。

2. 光镜下　呈灶性分布，部分滤泡被破坏，胶质外溢，引起类似于结核的结节肉芽肿形成，大量中性粒细胞及不等量的嗜酸性粒细胞、淋巴细胞和浆细胞浸润，伴有异物巨细胞反应，但无干酪样坏死，故有肉芽肿性甲状腺炎、巨细胞性甲状腺炎和结核性甲状腺炎之称。

五、超声表现

1. 二维

（1）病变早期：甲状腺实质内可出现单发或多发不规则片状低回声区，边界模糊，与颈前肌无明显粘连。

（2）病程进展中：部分低回声区相互融合，回声从外向内逐渐降低，边界模糊，呈地图样，病灶内部回声欠均匀。大部分病灶位于甲状腺前部至表层包膜下，病灶处甲状腺包膜线模糊不清，与颈前肌群之间的间隙消失，表现为弥散性轻度粘连。双侧甲状腺可同时受侵，但以右侧叶多见，有些患者先局限于一侧，以后又发展至对侧。

（3）病变恢复期：病变区域减小或消失，腺体内回声趋于一致。

2. 彩色及脉冲多普勒　急性期彩色多普勒可见病灶周边血流信号较为丰富，病灶区域内部呈现低血供或无血供。频谱多普勒可见甲状腺上动脉血流速度接近于正常。

六、诊断及鉴别诊断

亚急性甲状腺炎声像图应与局限型桥本氏甲状腺炎相鉴别，见上文。回声减低区布满整个甲状腺实质者，易与 Graves 病及弥散性桥本氏甲状腺炎混淆，但该病纤维增生少见，故多无条索样光带，且彩色多普勒声像图显示实质内血流信号分布稀疏。

【病例分享】

病例一：

患者，女，34 岁。颈部疼痛 3 天就诊，甲状腺功能提示 T_3、T_4、FT_3 与 FT_4 浓度升高，TSH 减低（图 5 - 11）。

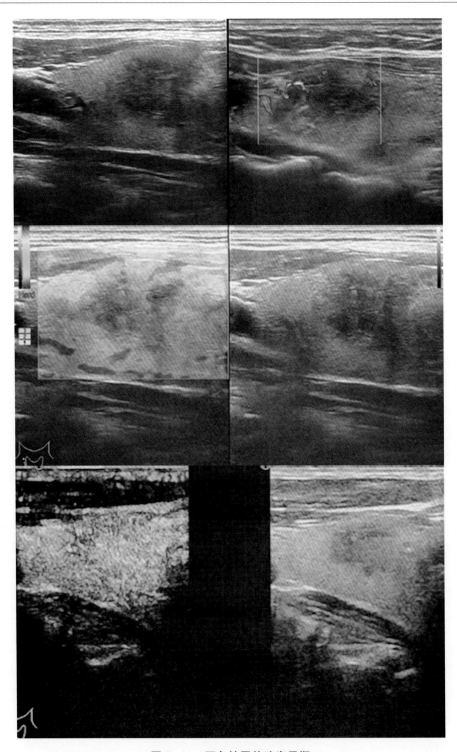

图 5 - 11　亚急性甲状腺炎早期

征象分析：①甲状腺体积、形态正常，右侧叶内可探及局限性、片状回声减低区，余实质回声均匀；②右侧叶回声减低区，边界模糊，呈地图样分布，无明显包膜；③CDFI 显示回声减低区周边可见

少许血流信号，余甲状腺实质血流信号未见异常；④助力式弹性成像显示病变质地偏软；⑤造影后造影剂均匀进入，呈等增强

诊断：结合超声征象诊断亚急性甲状腺炎早期，并建议治疗后复查。

病例二：

患者，女，44 岁。颈部疼痛 1 周就诊，3 周前曾患"上呼吸道感染"。甲状腺功能提示 T_3、T_4、FT_3 与 FT_4 浓度升高，TSH 减低。甲状腺摄碘率下降（图 5 – 12）。

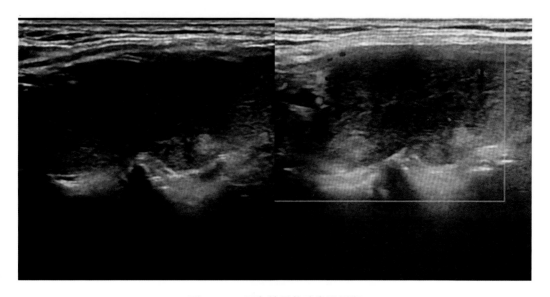

图 5 – 12　亚急性甲状腺炎进展期

征象分析：①甲状腺体积、形态正常，左侧叶内可探及片状回声减低区，残留少许正常实质，回声尚均匀；②CDFI 显示回声减低区周边可见少许血流信号，余甲状腺实质血流信号未见异常

诊断：结合超声征象诊断亚急性甲状腺炎。

该患者治疗 10 天后复查，病灶范围缩小，逐渐恢复与周边正常甲状腺实质相近（图 5 –13）。

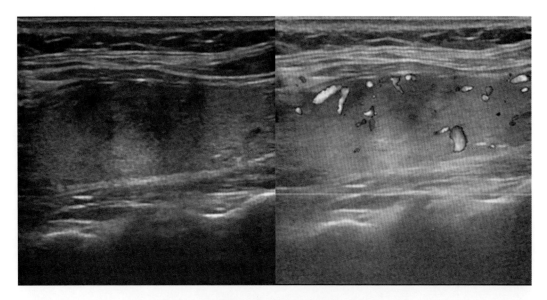

图 5 - 13　亚急性甲状腺炎恢复期超声征象

（周　琦　李　苗　马文琦）

参 考 文 献

［1］岳林先. 实用浅表器官和软组织超声诊断学. 北京：人民卫生出版社, 2011

［2］陈琴, 岳林先. 浅表器官超声造影诊断图谱. 北京：人民卫生出版社, 2015

［3］Li M, Liu B, Li L, et al. Association studies of SEPS1 gene polymorphisms with Hashimoto's thyroiditis in Han Chinese. J Hum Genet, 2015, 60(8)：427 - 433

［4］赵瑞娜, 张波, 杨筱, 等. 超声造影对桥本甲状腺炎合并甲状腺结节的诊断价值. 中国医学科学院学报, 2015, 37(1)：66 - 70

［5］Fatourechi, Vahab. Subclinical Thyroid Disease. Mayo Clinic Proceedings, 2001, 76(4)：413 - 417

［6］Larson, Cecelia. Williams Textbook of Endocrinology, 9th Edition. The Endocrinologist, 1999, 9(1)：69 - 70

［7］Frey, Donald R. Cecil Textbook of Medicine, 21St Edition. Shock, 2000, 13(6)：506

［8］格林斯潘, 斯图勒. 基础与临床内分泌学. 上海：上海世界图书出版公司, 2001

第六章　结节性甲状腺肿

一、病因及流行病学

结节性甲状腺肿是一种常见甲状腺良性疾病，多由单纯性甲状腺肿发展而来，无明确的病因，可能与年龄、性别、甲状腺激素等因素相关。该病发病率较高，有报道称可达人群的 4%，发病年龄一般在 30 岁以上，女性发病率高于男性，两者之比为(4~5):1。

二、临床表现

1. 甲状腺肿大程度不一，多不对称。甲状腺结节数目及大小不等，一般为多发性结节，质软或稍硬，光滑，无触痛。有的结节境界不清，触诊甲状腺表面仅有不规则或分叶状感觉。较大的结节性甲状腺肿可引起压迫症状，出现呼吸困难、吞咽困难和声音嘶哑等。结节内急性出血可致肿块突然增大及疼痛，症状可于数天内消退，增大的肿块可在几周或更长时间内缩小。

2. 病情进展缓慢，多数患者初诊时无明显症状。少数结节性甲状腺肿也可发生癌变。当结节性甲状腺肿伴发甲状腺功能亢进症(Plummer 病)时，患者可出现体重下降、心悸、心律失常、怕热多汗、易激动等症状，但甲状腺局部无血管杂音及震颤，突眼少见，手指震颤亦少见。老年患者症状常不典型。

3. 在桥本氏甲状腺炎基础上伴发的结节性甲状腺肿，其临床症状可根据桥本氏甲状腺炎不同的病程而改变：甲状腺功能亢进时，患者出现心悸、怕热多汗、易怒等症状；甲状腺功能减退时，则出现心律减慢、黏液性水肿、皮肤粗糙及贫血等症状；当仅有 Anti-TPO、Anti-tg 的改变时，患者可无临床症状。

三、实验室检查

一般的实验室检查对单纯性甲状腺肿的确诊并无明显帮助，因为其甲状腺激素水平通常是正常的。但应例行甲状腺功能检查，以排除是否伴有其他类型的甲状腺疾病，其中 TSH 较为敏感。当结节性甲状腺肿合并 Graves 病、非毒性甲状腺肿、桥本氏甲状腺炎或亚急性甲状腺炎时，血清 T_3、T_4、TSH、Anti-TPO、Anti-tg 水平升高或降低。

四、病理表现

1. 肉眼观　甲状腺呈不对称结节状增大，结节大小不一，切面可有出血、坏死、囊性变、钙化和瘢痕形成。

2. 光镜下　部分滤泡上皮呈柱状或乳头样增生，小滤泡形成；部分上皮复旧或萎缩，胶质贮积；间质纤维组织增生、间隔包绕形成大小不一的结节状病灶。

五、超声表现

1. 部位　可以是甲状腺双侧叶的肿大也可以是单侧叶的肿大，以单侧叶多见。

2. 大小　甲状腺正常大小或两侧叶不对称性增大，表面不平整。

3. 形态　通常甲状腺的形态欠规则或者不规则。

4. 边界及包膜　结节的边界清晰或模糊，无明显包膜。

5. 回声　结节可表现为高回声、等回声及低回声，结节内部囊性变、液化、坏死时呈混合回声，结节内部或周边可伴有弧形或粗大（>2mm）钙化；结节以外的甲状腺腺体回声可能表现为均质、不均或散在的片状低回声或条索状高回声。

6. 血流　以增生为主的结节周边及内部血流丰富，甚至呈彩球样；以退化为主（如囊性变、液化、坏死等）的结节内部无或少许血流信号；结节以外的甲状腺实质血流信号无明显增多，甲状腺上动脉内径正常或稍宽，流速在正常范围内或稍快。

7. 弹性成像及超声造影　结节性甲状腺肿质地多软或中等，当结节内部发生液化坏死或钙化时质地偏硬；超声造影模式多为均匀的等增强或高增强。

六、诊断及鉴别诊断

典型的超声图像可提示结节性甲状腺肿，病理学检查为金标准，仅依靠病史、甲状腺功能或放射性核素检查均不能对结节性质做出准确判断。

本病需与甲状腺腺瘤、甲状腺癌相鉴别（表6-1，图6-1）。

表6-1　结节性甲状腺肿、甲状腺腺瘤与甲状腺癌鉴别要点

	结节性甲状腺肿	甲状腺腺瘤	甲状腺癌
数量	多发多见	单发多见	单发多见
形态	规则或不规则	椭圆形或圆形	不规则
边界	清晰或模糊、整齐或不整齐	清晰，有高回声包膜	模糊，不整齐
内部回声	回声水平不等	均匀，多为等或高回声	多为实性不均质低回声
囊性变	常见	常见	少见
晕环	有或无	常有	常无
环绕血流	有或无	常有，大于1/2圈	无或小于1/2圈
钙化	有或无	少见，粗大	微小钙化
后方回声	无变化、增强或衰减	无变化或增强	衰减或无变化
血供	血供程度不一	实性部分血供丰富，分布尚规则	部分癌灶血供丰富，分布不规则
颈部淋巴结转移	无	无	可伴有

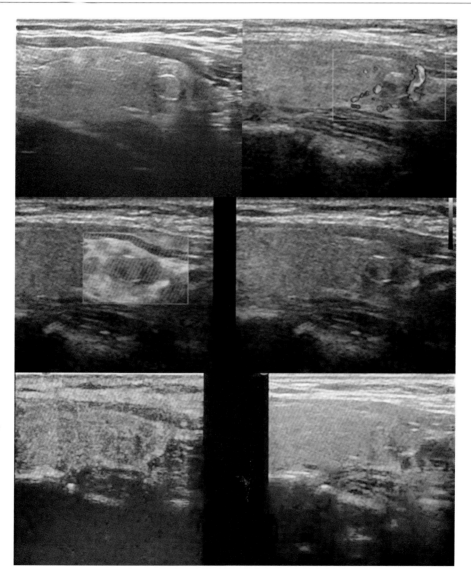

图 6-1　结节性甲状腺肿二维、彩色血流、弹性及超声造影图像

视频

【病例分享】

病例一：

患者高某，女，43 岁。体检发现甲状腺结节 3 天就诊，甲状腺激素及自身抗体检测均未见异常（图 6-2）。

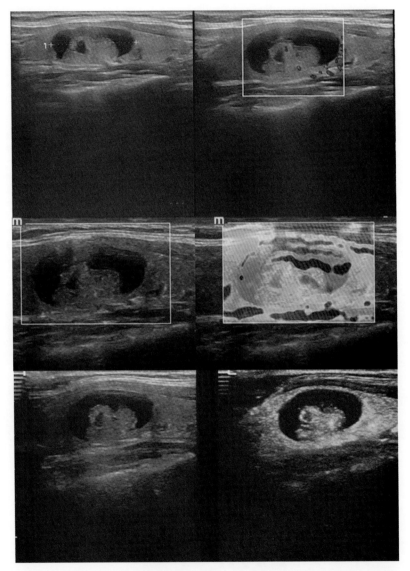

图 6-2　病例一结节性甲状腺肿的二维、彩色血流、弹性及超声造影图像

征象分析：①甲状腺右侧叶囊实性结节，边界清晰，形态规则；②CDFI 显示结节周边及其内可见点条状血流信号；③助力式弹性成像显示蓝绿相间，绿色为主，结节质地偏软；④超声造影表现为结节实性部分内造影剂均匀灌注，与周边甲状腺实质呈等增强，囊性部分未见造影剂灌注

诊断：结节性甲状腺肿（囊性变）。

病例二：

患者周某，男，65岁。发现甲状腺结节4个月余就诊，TSH减低，余甲状腺激素及自身抗体检测均未见异常（图6-3）。

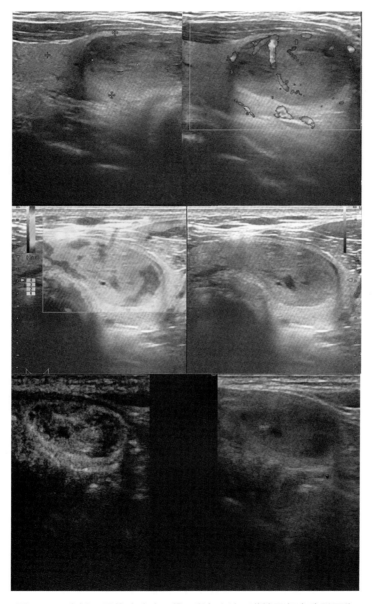

图6-3 病例二甲状腺腺瘤二维、彩色血流、弹性及超声造影图像

征象分析：①甲状腺左侧叶稍低回声结节，边界清晰，形态规则；②CDFI显示结节周边及其内可见点条状血流信号；③助力式弹性成像显示蓝绿相间，结节质地中等；④超声造影表现为结节内造影剂从周边向中央灌注，结节边界清晰

诊断：甲状腺腺瘤。

病例三：

患者苏某，女，37岁。体检发现甲状腺结节3天就诊，甲状腺激素及自身抗体检测均未见异常（图6-4）。

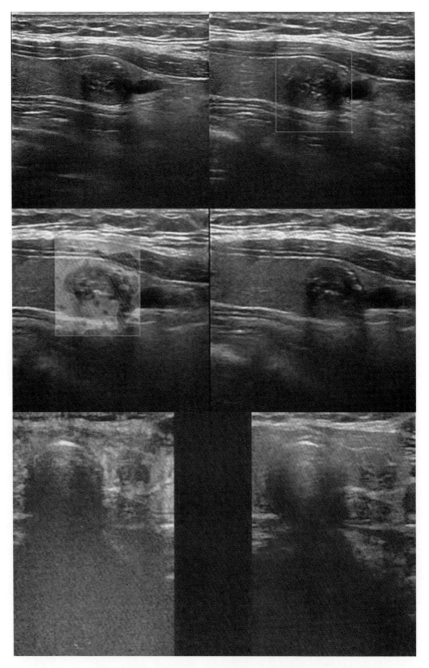

图6-4　病例三甲状腺癌二维、彩色血流、弹性图像及超声造影图像

征象分析：①甲状腺左侧叶低回声结节，边界尚清晰，形态尚规则，其内可见沙砾状强回声光斑，

后方回声衰减；②CDFI 显示结节内血流信号不丰富；③助力式弹性成像显示蓝色为主，结节质地偏硬；④超声造影表现为结节内造影剂灌注不均匀，呈弱增强

视频

诊断：甲状腺癌。

病例四：

患者，女，50 岁。体检发现甲状腺结节 3 天就诊，甲状腺激素检测未见异常，TgAb 轻度升高，余自身抗体检测未见异常（图 6-5）。

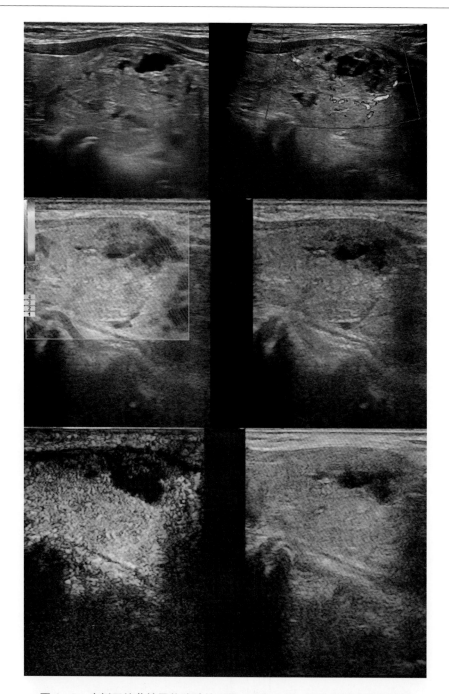

图6-5 病例四结节性甲状腺肿的二维、彩色血流、弹性及超声造影图像

征象分析：①甲状腺体积、形态正常，实质回声尚均匀；②甲状腺实质内可探及数个等回声结节，边界清，形态规则，内可见无回声区；③CDFI显示结节周边及其内可见短棒状血流信号，甲状腺实质血流信号未见异常；④助力式弹性成像显示结节质地偏软；⑤造影后造影剂均匀进入，呈等增强

诊断：结合超声征象诊断结节性甲状腺肿(伴部分囊性变)。

病例五：

患者，女，41 岁。发现甲状腺结节 1 年余，TSH 升高，余甲状腺激素未见异常，TgAb 及 TPOAb 升高（图 6 - 6）。

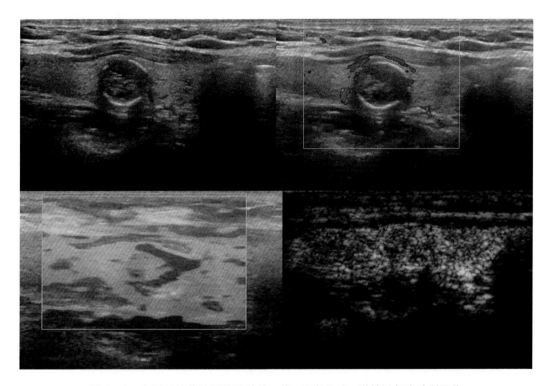

图 6 - 6　病例五结节性甲状腺肿的二维、彩色血流、弹性及超声造影图像

征象分析：①甲状腺体积、形态正常，实质回声增粗；②实质内可探及低回声结节，边界清，形态规则，周围可见蛋壳样强回声；③CDFI 显示结节周围及其内可见点状血流信号，甲状腺实质血流信号未见明显异常；④助力式弹性成像显示结节钙化处质地偏硬；⑤造影后造影剂均匀进入，呈等增强

诊断：结合超声征象及患者甲状腺激素、自身抗体的检查，诊断桥本氏甲状腺炎基础上的结节性甲状腺肿（伴环状钙化）。

病例六：

患者，男，70 岁。发现甲状腺结节 7 天就诊，甲状腺激素及自身抗体检测未见异常（图 6 - 7）。

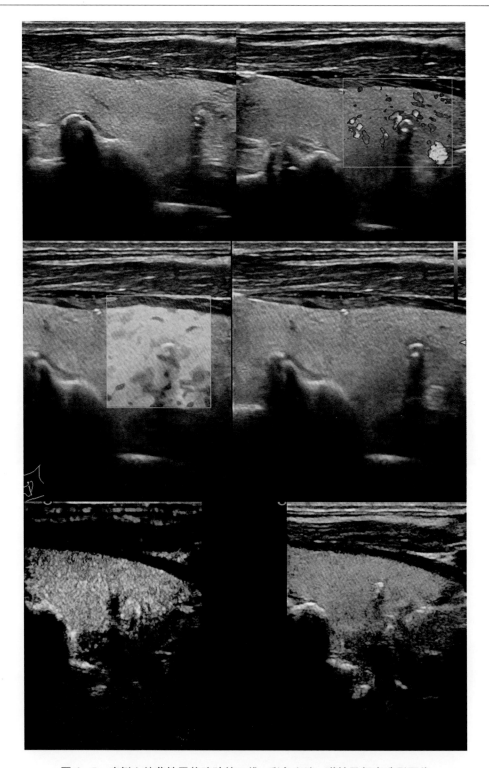

图6-7 病例六结节性甲状腺肿的二维、彩色血流、弹性及超声造影图像

征象分析：①甲状腺体积、形态正常，实质回声尚均匀；②甲状腺实质内可探及等回声结节，边界

清，形态规则，内可见环状强回声光斑；③CDFI 显示结节周边可见点状血流信号，甲状腺实质血流信号未见异常；④助力式弹性成像显示结节钙化处质地稍硬；⑤造影后造影剂均匀进入，呈等增强

视频

诊断：结合超声征象诊断结节性甲状腺肿（伴钙化）。

病例七：

患者，女，34 岁。发现甲状腺结节 2 个月余就诊，甲状腺激素及自身抗体检测未见异常（图 6 - 8）。

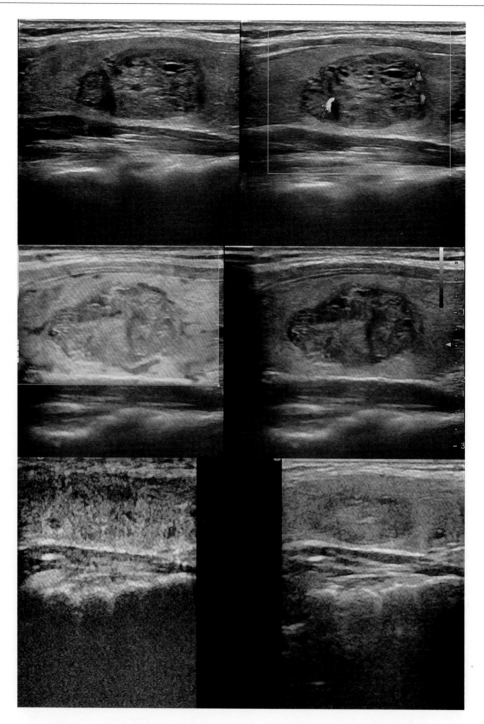

图6-8　病例七结节性甲状腺肿的二维、彩色血流、弹性及超声造影图像

征象分析：①甲状腺体积、形态正常，实质回声尚均匀；②甲状腺实质内可探及低回声结节，边界清，形态规则，内呈网格样；③CDFI显示结节周边及其内可见短棒状血流信号，甲状腺实质血流信号未见异常；④助力式弹性成像显示结节质地偏软；⑤造影后造影剂均匀进入，呈等增强

视频

诊断：结合超声征象诊断结节性甲状腺肿。

病例八：

患者，女，65 岁。体检发现甲状腺结节 5 天就诊，甲状腺激素及自身抗体检测未见异常（图 6-9）。

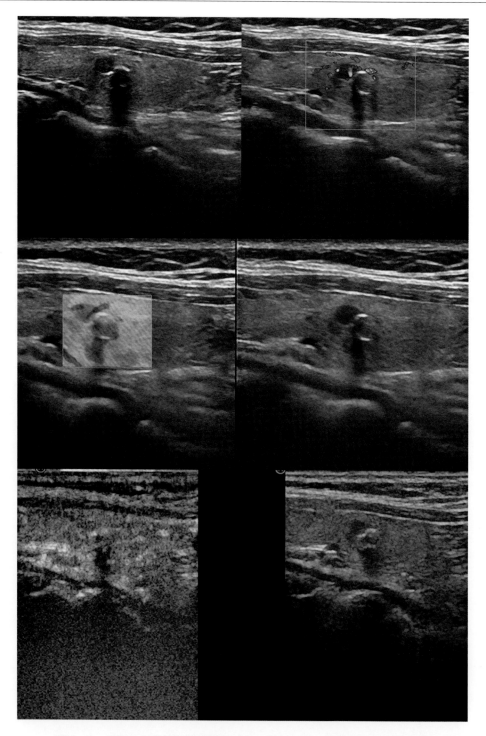

图6-9　病例八结节性甲状腺肿的二维、彩色血流、弹性及超声造影图像

征象分析：①甲状腺体积、形态正常，实质回声均匀；②甲状腺实质内可探及等回声结节，边界清，形态规则，结节周边可见环状强回声光斑；③CDFI显示结节周边可见点状血流信号，甲状腺实质

血流信号未见异常；④助力式弹性成像显示结节钙化处质地稍硬；⑤造影后造影剂均匀进入，呈等增强

视频

诊断：结合超声征象诊断结节性甲状腺肿（伴钙化）。

（周　琦　姜　珏　王理蓉）

参 考 文 献

［1］Phitayakorn R, Super DM, Mchenry CR. An Investigation of Epidemiologic Factors Associated With Large Nodular Goiter. Journal of Surgical Research, 2006, 130(2)：215－216

［2］Hegedus L, Bonnema SJ, Bennedbaek FN. Management of Simple Nodular Goiter：Current Status and Future Perspectives. Endocrine Reviews, 2003, 24(1)：102－132

［3］Bonnema SJ. Management of the Nontoxic Multinodular Goiter：A North American Survey. Journal of Clinical Endocrinology & Metabolism, 2002, 87(1)：112－117

［4］李玉林，等. 病理学(第八版). 北京：人民卫生出版社，2013：310－316

［5］李苗，刘娜，周琦，等. 超声造影和超声弹性成像对甲状腺良恶性结节的鉴别诊断价值. 临床超声医学杂志，2011, 30(8)：516－520

第七章　甲状腺腺瘤

一、病因及流行病学

甲状腺腺瘤是较常见的甲状腺良性肿瘤，起自于腺上皮，多见于中青年女性，无明确病因，可能与性别、遗传、甲状腺激素异常等因素有关，呈全国散发性存在。

二、临床表现

1. 病程缓慢，临床上可以无任何自觉症状，仅在常规甲状腺超声检查时发现孤立性结节。多为单发，圆形或椭圆形，表面光滑，质地坚实，与周围组织无粘连，无压痛，可随吞咽上下移动。当瘤体体积大时可出现吞咽、呼吸困难，声音嘶哑症状。有少数因瘤内出血，瘤体会突然增大伴局部胀痛。

2. 少数患者为功能自主性腺瘤，多见于女性，早期多无症状，随病情的发展，患者表现有不同程度的甲状腺功能亢进症状，如多汗、怕热、心悸、消瘦等，严重者可发生甲状腺功能亢进危象。

3. 部分甲状腺腺瘤（约10%）可发生癌变。当出现以下情况者，应当考虑癌变可能：①肿瘤近期迅速增大（超声除外瘤体破裂出血或囊性变）；②瘤体活动受限或固定；③出现声音嘶哑、呼吸困难等压迫症状；④肿瘤硬实，表面粗糙不平；⑤出现颈部淋巴结肿大。

三、实验室检查

1. 甲状腺吸碘率测定　甲状腺吸碘率多为正常，功能自主性腺瘤可以升高。

2. 甲状腺激素及抗体检查　绝大多数是正常的，当出现功能自主性腺瘤时，T_3、T_4升高或部分升高，TSH降低；合并Graves病、非毒性甲状腺肿、桥本病或亚急性甲状腺炎时，血清Anti-TPO、Anti-Tg水平升高。

四、病理表现

1. 单纯型腺瘤　肿瘤包膜完整，组织大小一致、排列拥挤、内含胶质，由成人正常甲状腺显示的滤泡构成。

2. 胶样型腺瘤　组织由大滤泡或大小不一的滤泡组成，滤泡内充满胶质，并可相互融合成囊。

3. 胎儿型腺瘤　主要由小而一致、仅含少量胶质的小滤泡构成，似胎儿甲状腺组织，此型易发生出血和囊性变。

4. 胚胎型腺瘤　瘤细胞小，大小较一致，分化好，间质疏松呈水肿状。

5. 嗜酸细胞型腺瘤　较少见，瘤细胞大且呈多角形，核小、内含嗜酸性颗粒，很少形成滤泡。

6. 非典型腺瘤　瘤细胞丰富，生长较活跃，有轻度的非典型增生，可见核分裂象，本瘤应追踪观察，并与甲状腺髓样癌和转移癌鉴别。

五、超声表现

1. 部位　多为单发。

2. 大小　甲状腺大小正常，结节靠近包膜时，表面不平整。

3. 形态　规则，多呈圆形或椭圆形，结节长轴常与腺体长轴平行。

4. 边界及包膜　边界清晰，可伴有规整的薄晕环；有高回声包膜。

5. 内部回声　多表现为似正常甲状腺腺体的等回声，少数为低回声；当结节较大时，内部易合并囊性变、出血、坏死、钙化灶及伴彗星尾征的胶质。

6. 血流　多数腺瘤周边及内部可见丰富血流信号，有的呈网状或彩球状，周边可见环状血流信号。

7. 弹性成像及超声造影　甲状腺腺瘤质地软或中等，当腺瘤内部发生液化坏死或钙化时质地偏硬；超声造影模式多为均匀的高增强或等增强，可见清晰的包膜。

六、诊断及鉴别诊断

典型的超声声像图可提示甲状腺腺瘤，确诊结节性质仍需行病理检查，例如 FNA 等，必要时行手术切除结节后送检。甲状腺腺瘤主要与结节性甲状腺肿、甲状腺癌相鉴别（表 6 - 1）。

【病例分享】

病例一：

患者，女，61 岁。体检发现甲状腺结节 2 天就诊，甲状腺激素及自身抗体检测未见异常（图 7 - 1）。

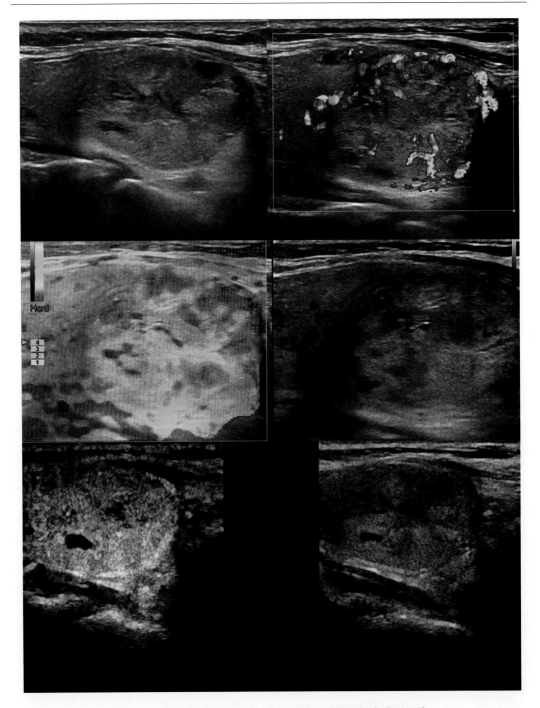

图7-1 甲状腺腺瘤的二维、彩色血流、弹性及超声造影图像

征象分析：①甲状腺体积、形态正常，实质回声尚均匀；②甲状腺右侧叶可探及单发的等回声结节，边界清，形态规则，包膜完整，内可见散在无回声区；③CDFI显示结节周边可见环状血流信号，甲状腺实质血流信号未见异常；④助力式弹性成像显示结节质地偏软；⑤造影后造影剂均匀进入，呈等增强，无回声区未见造影剂进入

视频

诊断：结合超声征象诊断甲状腺腺瘤（伴囊性变）。

病例二：

患者，女，58岁。发现甲状腺结节7天就诊，甲状腺激素及自身抗体检测未见异常（图7-2）。

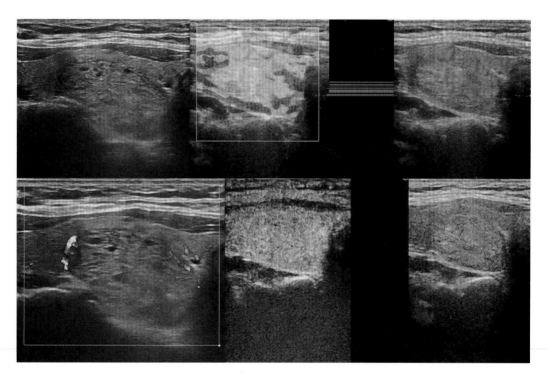

图7-2　甲状腺腺瘤的二维、彩色血流、弹性及超声造影图像

征象分析：①甲状腺体积、形态正常，实质回声尚均匀；②甲状腺右侧叶可探及单发的等回声结节，边界清，形态规则，包膜完整；③CDFI显示结节周边可见短棒状血流信号，甲状腺实质血流信号未见异常；④助力式弹性成像显示结节质地偏软；⑤造影后造影剂均匀进入，呈等增强

视频

诊断：结合超声征象诊断甲状腺腺瘤。

病例三：

患者，女，52岁。体检发现甲状腺结节4天就诊，甲状腺激素及自身抗体检测未见异常（图7-3）。

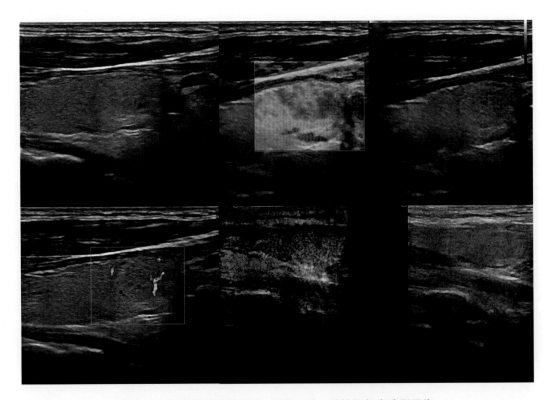

图7-3 甲状腺腺瘤的二维、彩色血流、弹性及超声造影图像

征象分析：①甲状腺体积、形态正常，实质回声尚均匀；②甲状腺左侧叶可探及单发的等回声结节，边界清，形态规则，包膜完整；③CDFI显示结节周边可见短棒状血流信号，甲状腺实质血流信号

未见异常；④助力式弹性成像显示结节质地偏软；⑤造影后造影剂均匀进入，呈等增强

视频

诊断：结合超声征象诊断甲状腺腺瘤。

病例四：

患者，女，63岁。发现甲状腺结节6个月余就诊，甲状腺激素及自身抗体检测未见异常（图7-4）。

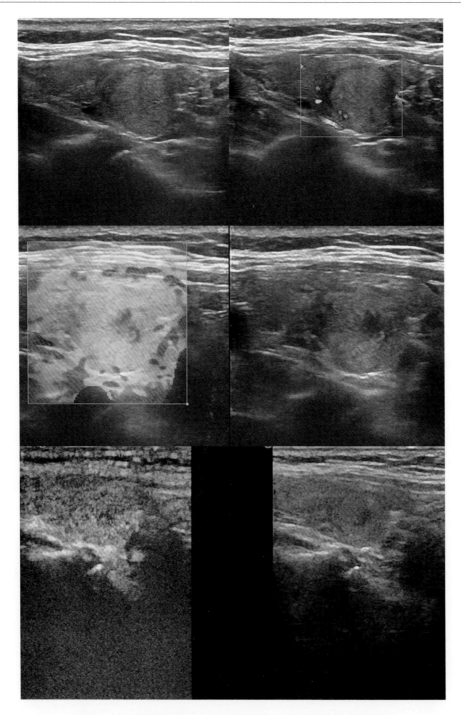

图 7-4　甲状腺腺瘤的二维、彩色血流、弹性及超声造影图像

征象分析：①甲状腺体积、形态正常，实质回声尚均匀；②甲状腺峡部可探及单发的等回声结节，边界清，形态规则，包膜完整；③CDFI 显示结节周边可见短棒状血流信号，甲状腺实质血流信号未见异常；④助力式弹性成像显示结节质地偏软；⑤造影后造影剂均匀进入，呈等增强

视频

诊断：结合超声征象诊断甲状腺腺瘤。

病例五：

患者，女，44 岁。体检发现甲状腺结节 5 天就诊，甲状腺激素未见异常，TPO 稍高，余自身抗体检测未见异常（图 7 - 5）。

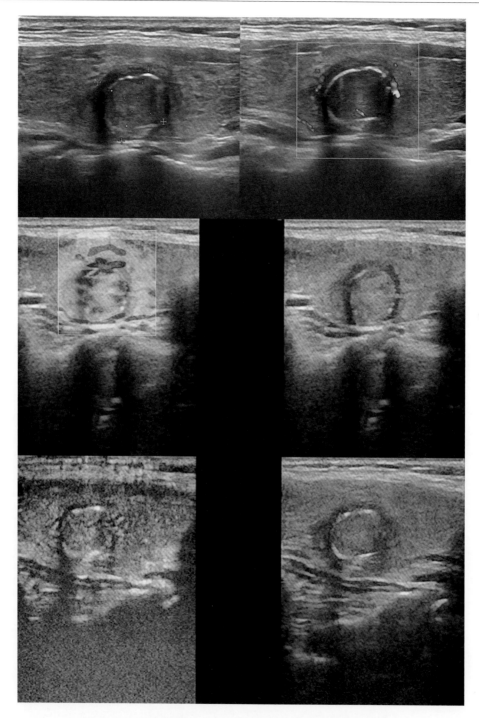

图 7 - 5　甲状腺腺瘤的二维、彩色血流、弹性及超声造影图像

征象分析：①甲状腺体积、形态正常，实质回声稍粗；②甲状腺左侧叶可探及单发的等回声结节，边界清，形态规则，包膜完整，周边可见规整的蛋壳样状强回声光斑；③CDFI 显示结节周边可见短棒状血流信号，甲状腺实质血流信号未见异常；④助力式弹性成像显示结节质地局部稍硬；⑤造影后造

影剂均匀进入，呈等增强

视频

诊断：结合超声征象诊断甲状腺腺瘤（伴钙化）。

（周 琦 王理蓉）

参 考 文 献

[1] 中华医学会内分泌学分会,中华医学会外科学分会内分泌学组,中国抗癌协会头颈肿瘤专业委员会,等.甲状腺结节和分化型甲状腺癌诊治指南.中华核医学与分子影像杂志,2013,33(2):96-115

[2] 李玉林,等.病理学(第八版).北京:人民卫生出版社,2013:310-316

[3] Haugen BR, Alexander EK, Bible KC, et al. 2015 American Thyroid Association management guidelines for adult patients with thyroid nodules and differentiated thyroid cancer: The American thyroid association guidelines task force on thyroid nodules and differentiated thyroid cancer. Thyroid, 2016, 26(1): 1-133

[4] Hugo, Monica Sala, Karina, et al. Epidemiology of palpable goiter in Greater Buenos Aires, an iodine - sufficient area Epidemiology palpable Gran Buenos Aires. Medicine(Buenos Aires) , 2013 , 64(1): 7-12

[5] Moon HJ, Sung JM, Kim EK, et al. Diagnostic performance of gray - scale US and elastography in solid thyroid nodules. Radiology, 2012, 262(3): 1002-1013

[6] Azizi G, Keller J, Lewis M, et al. Performance of elastography for the evaluation of thyroid nodules: a prospective study. Thyroid, 2013, 23(6): 734-740

第八章　甲状腺癌

第一节　甲状腺乳头状癌

一、病因及流行病学

1. 电离辐射　是至今为止甲状腺癌最明确的危险因素之一，例如治疗用的放射线、高压电线的辐射线、原子弹爆炸、核泄漏等灾难性事件等，其发病率与所接收辐射的时间及剂量线性相关。

2. 激素　促甲状腺激素可刺激甲状腺细胞生长，一定程度上可增加肿瘤发生的危险性。临床已发现促甲状腺激素抑制药可降低甲状腺癌的复发率。

3. 甲状腺相关疾病　许多甲状腺癌患者出现恶变之前常有其他甲状腺疾病病史，如自身免疫性慢性甲状腺炎、结节性甲状腺肿和 Graves 病等。结节性甲状腺肿手术中经病理检查诊断为甲状腺癌的患者达 4% ~ 17%，而桥本氏甲状腺炎患者发生甲状腺乳头状癌的可能性为一般人群的 3 倍。

4. 遗传　临床上多数甲状腺乳头状癌是散发的，近 5% 的甲状腺癌患者伴有同样类型的甲状腺癌家族史。研究指出，甲状腺乳头状癌患者一级亲属中的发病率可增加 4 ~ 6 倍，且家族性甲状腺癌的预后通常比散发性甲状腺癌的预后差。

二、临床表现

1. 临床表现　甲状腺乳头状癌早期临床表现不明显，多无自觉症状，随病情发展，逐渐肿大为颈部无痛性非对称性肿块。可随吞咽上下活动，亦可侵犯气管而固定。较大肿块易产生压迫症状，如声音嘶哑、呼吸不畅、吞咽困难等症状。颈静脉受压时，可出现患侧静脉怒张与面部水肿等体征，为甲状腺癌的特征之一。

2. 查体　颈部体检时，特征性的表现是甲状腺内非对称性的肿物，质地较硬，边界不清，表面凹凸不平，肿块可随吞咽活动或位置固定。

三、实验室检查

1. 生化检查

(1)甲状腺激素：甲状腺功能评估主要通过测定血液循环中甲状腺激素水平，包括 TSH、T_4、TT_3、FT_3、FT_4 等。甲状腺乳头状癌患者的甲状腺功能多为正常水平。

(2)甲状腺球蛋白：多用于术后的监测，>40μg/L 时为异常。对于经^{131}I 治疗后，已无功能性甲状腺残留的患者，其血清中不应有 TG 产生，若 TG 升高则表明体内可能存在复发或转移；若仍有甲状腺残留组织，则检测 TG 仅能作为参考。

(3)降钙素：多用于术后检测，>0.2ng/ml 时为异常。正常人血清和甲状腺组织中降钙素含量极少，对于术后患者，若血清降钙素恢复正常，则表明肿瘤切除较彻底；若血清降钙素仍高，表明体内仍有残留或复发、转移。

2. 细胞学检查　超声引导下细针抽吸技术被认为是一种准确、有效的检查方法，因其操作简单、创伤小、安全性高，现已被临床广泛接受。

细针穿刺通过抽吸甲状腺肿块内的细胞或体液，为细胞学检查提供样本。不易造成穿刺道内癌细胞脱落而发生转移，且发生神经、血管损伤也极为少见。与组织病理学检查比较，细针穿刺最大的局限性是其标本量少，组织学结构和细胞间基质有可能大部分丧失，部分情况下还需组织病理学进一步检查。美国甲状腺协会 2009 版指南指出，穿刺结果为良性的患者仍需 6~18 个月后行超声随访，而且每 3~5 年需重复穿刺检查，其诊断水平直接取决于穿刺者的操作技术和细胞病理学家的临床经验。

四、病理表现

1. 肉眼观所示　甲状腺乳头状癌常为类圆形、无包膜的肿块，直径可为一至数厘米，小者甚至肉眼不能辨认，称为微小癌。其生长方式多样，多数向周围组织浸润性生长，致肿块边界不清，粗糙或呈绒毛状。切面呈灰白色或棕黄色，质地较硬，中央部可有纤维化，也可伴钙化而有砂粒感。部分病例可合并囊腔形成，腔内含稀薄的棕色液体，并常见残留的乳头状突起。

2. 镜下所示　甲状腺乳头状癌镜下特征为乳头状结构及特征性细胞核(毛玻璃状核、核沟、核内包涵体)。乳头状结构是其最为突出的组织学特点，其轴心为富含血管的纤维结缔组织，外覆单层或假复层上皮细胞。乳头分支一般较细长，且伴有纤维血管中心，其间质内常伴水肿，可见数量不等的淋巴细胞及浆细胞浸润，还可伴有滤泡状结构和岛状或小梁状结构。此外，间质内最常见的为呈同心圆状的钙化小体，又称砂粒体，现已广泛认为，出现砂粒体即高度提示乳头状癌的诊断。

3. 细胞异型特点　现已普遍认为毛玻璃状核、核沟、核内包涵体这三大特点为甲状腺乳头状癌的特征性结构。

(1)毛玻璃状核：肿瘤细胞胞质多呈透明或嗜酸，核染色淡，胞核比例增大，并可含有低密度的染色质结构，即呈毛玻璃样，其核仁小且靠核膜，可多核呈重叠排列。

（2）核沟：多出现在卵圆形核及梭形核，沿核长轴的核膜折叠或核膜内陷，呈沟状，几乎所有病例均伴有核沟形成。

（3）核内假包涵体：这种核膜内陷包涵了细胞质成分，称之为核内假包涵体，出现在约90%的病例中。

五、超声表现

1. 部位　甲状腺乳头状癌多为单发，位于甲状腺单侧叶；少数为多发，双侧叶及峡部均可见。

2. 大小　甲状腺乳头状癌直径多≥1cm，<1cm者为甲状腺微小癌。

3. 形态　多数乳头状癌呈不规则或类圆形，纵横比多≥1（图8-1）。

4. 边界及包膜　乳头状癌边界多不清晰/模糊，可呈蟹足样，无明显包膜（图8-2，图8-3）。

5. 回声　多呈实性的低/极低回声或不均质回声，其中甲状腺微小癌多表现为极低回声；部分乳头状癌内可见砂砾样强回声光斑或粗大的钙化斑；部分乳头状癌周围可见不规则的低回声声晕及后方回声衰减。（图8-4至图8-7）

6. 血流　彩色多普勒显示肿瘤内血供丰富，明显多于周边，而且癌肿越大，内部血流越丰富，血管形态不规则，分布杂乱，阻力指数增高，呈高阻力血流频谱（图8-8）。

7. 弹性成像及超声造影　乳头状癌质地大多较硬；超声造影模式多为不均匀的弱增强。

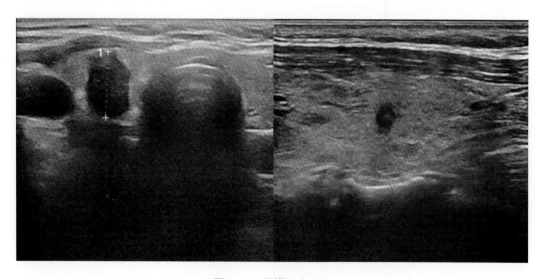

图8-1　纵横比大于1

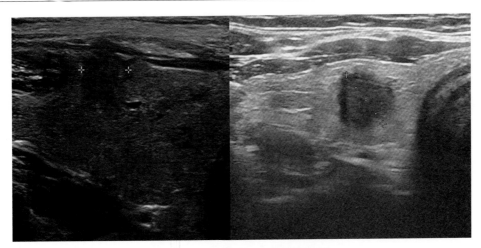

图 8-2 边界多模糊、无明显包膜

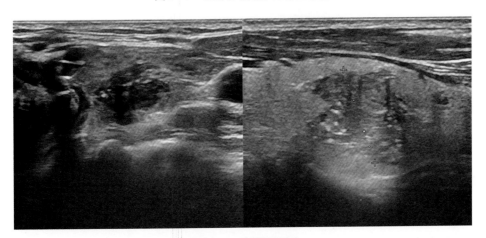

图 8-3 边界不规则

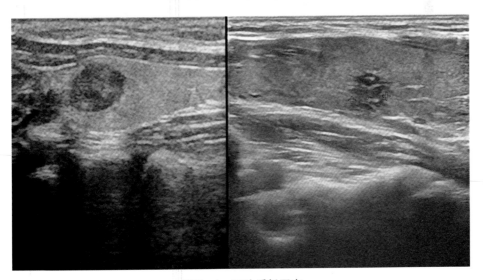

图 8-4 不均质低回声

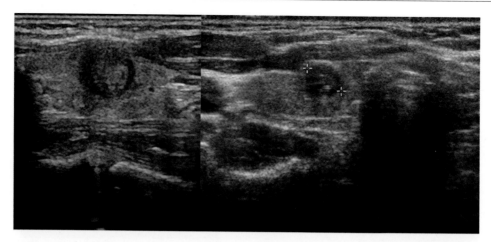

图 8-5　晕环

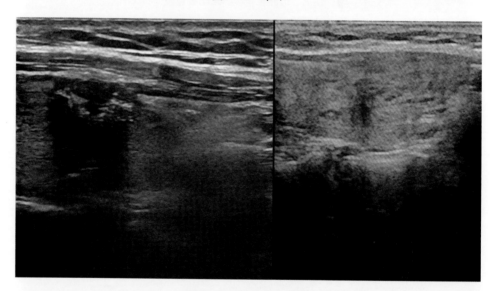

图 8-6　后方回声衰减

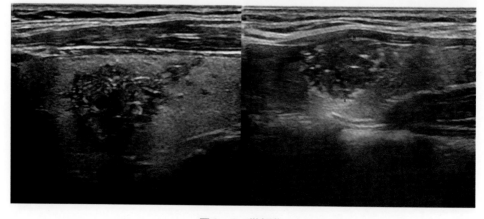

图 8-7　微钙化

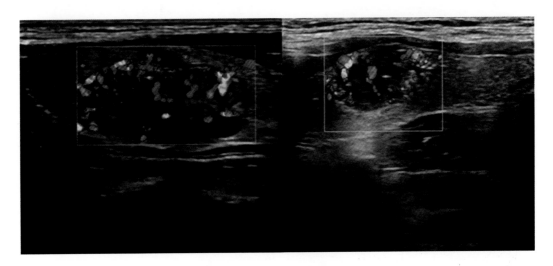

图 8 - 8 CDFI：血流信号丰富

六、诊断及鉴别诊断

典型的超声图像可提示甲状腺乳头状癌，但需要与甲状腺滤泡癌、髓样癌与未分化癌相鉴别，病理学检查为金标准，仅依靠病史、甲状腺功能或放射性核素检查均不能对结节性质做出准确判断。

【病例分享】

病例一：

患者，女，57 岁。体检发现甲状腺结节 7 天就诊，甲状腺激素检测未见异常（图 8 - 9）。

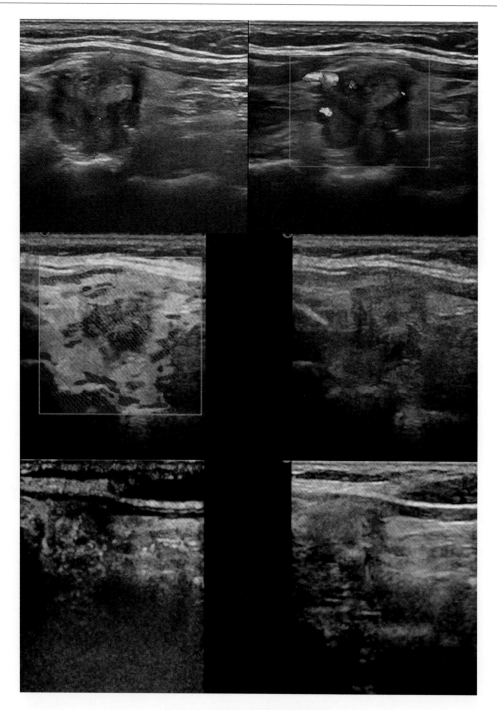

图 8-9　病例一甲状腺乳头状癌

征象分析：①甲状腺体积、形态正常，实质回声尚均匀；②甲状腺左侧叶可探及低回声结节，形态不规则，边界不清；③CDFI 显示结节内可见点状血流信号，甲状腺实质血流信号未见异常；④弹性成像：病灶蓝绿相间，以蓝色为主；评分 3 分，质地较硬显示结节质地偏软；⑤超声造影：呈弱增强，其内可见分支血管

视频

病理：甲状腺乳头状癌（图 8－10）。

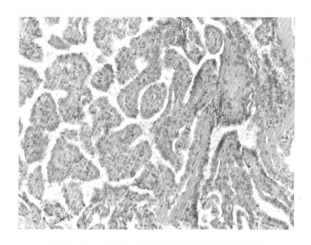

图 8－10　病例一甲状腺乳头状癌病理检查

病例二：

患者，女，65 岁。体检发现甲状腺结节 1 天就诊，甲状腺激素检测未见异常（图 8－11）。

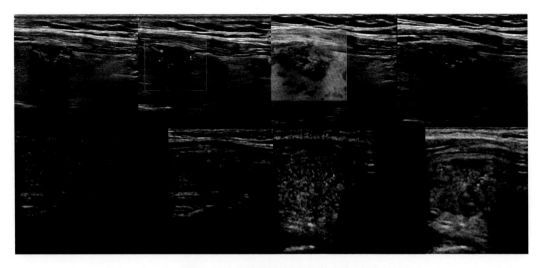

图 8 - 11　病例二甲状腺乳头状癌

征象分析：①甲状腺体积、形态正常，实质回声尚均匀；②甲状腺右侧叶低回声结节伴细小钙化，结节突破甲状腺包膜；③CDFI 显示结节内可见点状血流信号；④弹性成像：病灶整体呈蓝色，结节内可见血流信号，评分 5 分，质地较硬；⑤超声造影：病灶内可见稀疏造影剂进入，甲状腺包膜连续性中断

视频

病理：甲状腺乳头状癌（图 8 - 12）。

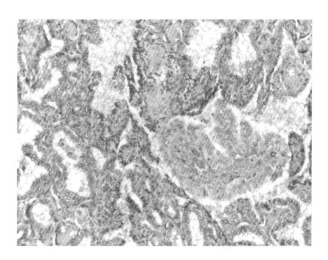

图 8 - 12 病例二甲状腺乳头状癌病理检查

病例三：

患者，女，40 岁。体检发现甲状腺结节 3 天就诊，甲状腺激素检测未见异常(图 8 - 13)。

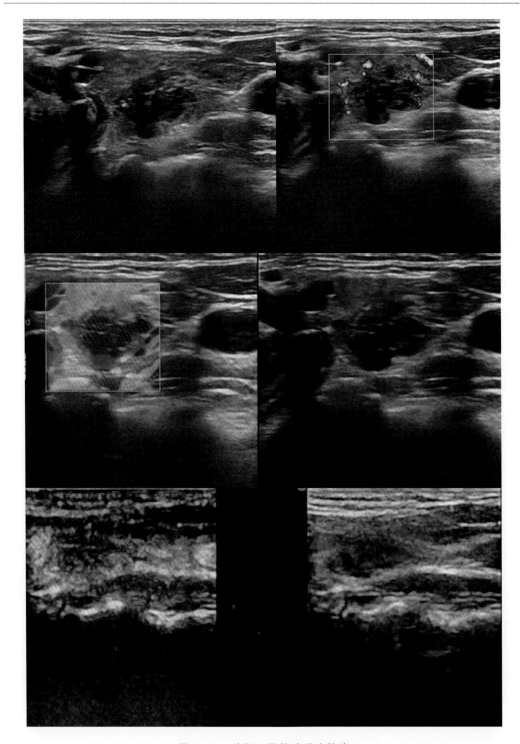

图 8 - 13　病例三甲状腺乳头状癌

征象分析：①甲状腺体积、形态正常，实质回声尚均匀；②甲状腺左侧叶低回声结节，回声不均，边界欠清晰，其内可见少量钙化灶；③CDFI 显示结节周围可见丰富的血流信号；④弹性成像：病灶整

体呈蓝色,评分4分,质地较硬;⑤超声造影:呈弱增强

视频

病理:甲状腺乳头状癌(图8-14)。

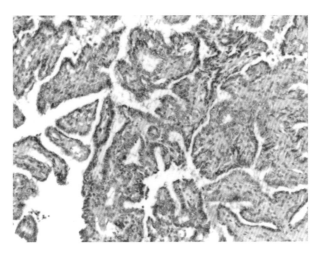

图8-14　病例三甲状腺乳头状癌病理检查

病例四:

患者,女,29岁。体检发现甲状腺结节5天就诊,甲状腺激素检测未见异常(图8-15)。

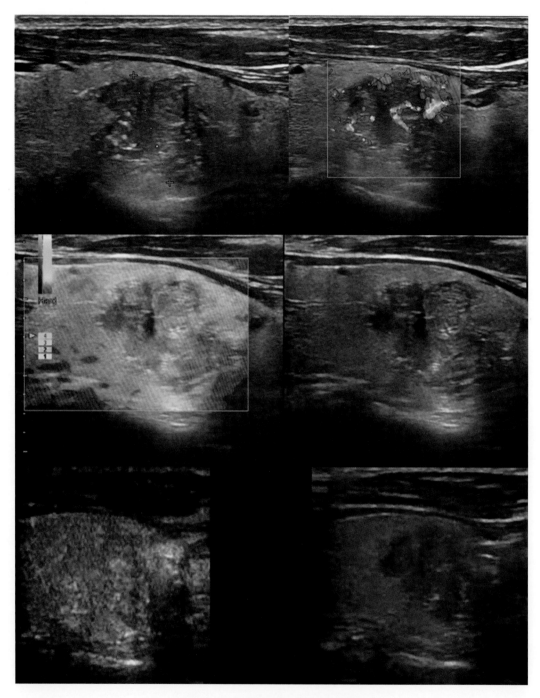

图 8 - 15　病例四甲状腺乳头状癌

征象分析：①甲状腺体积、形态正常，实质回声尚均匀；②甲状腺左侧叶甲状腺左叶片状回声减低区，边界不清楚，内部回声不均匀，可见细小的强回声光点；③CDFI 显示结节内血流信号较丰富；④弹性成像：病灶蓝绿相间，以蓝色为主，评分 3 分，质地偏硬；⑤超声造影：病灶内可见造影剂进入，呈

等增强,增强程度与周边甲状腺实质相似,后期早于周边组织消退,呈弱增强

视频

病理:甲状腺乳头状癌(图 8 - 16)。

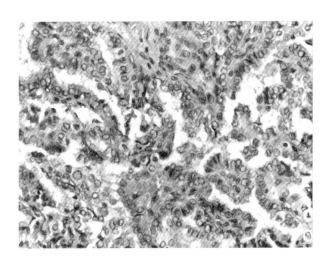

图 8 - 16　病例四甲状腺乳头状癌病理检查

病例五:

患者,女,45 岁。体检发现甲状腺结节 2 天就诊,甲状腺激素检测未见异常(图 8 - 17)。

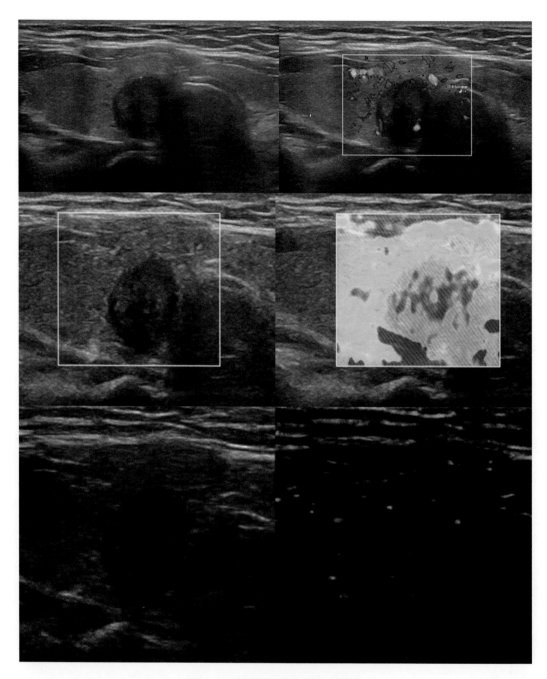

图 8 - 17　病例五甲状腺乳头状癌

征象分析：①甲状腺体积、形态正常，实质回声尚均匀；②甲状腺右侧叶下极靠近气管低回声结节，边界清楚，纵横比大于 1；③CDFI 显示结节周边血流信号较丰富；④弹性成像：病灶整体呈红黄色，评分 4 分，质地较硬；⑤超声造影：病灶内可见造影剂进入，呈不均匀弱增强

视频

病理：甲状腺乳头状癌（图 8 - 18）。

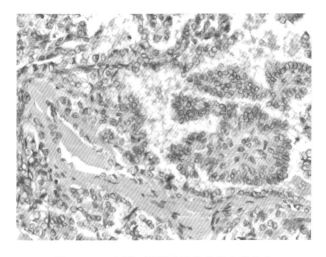

图 8 - 18　病例五甲状腺乳头状癌病理检查

病例六：

患者，女，39 岁。体检发现甲状腺结节 5 天就诊，甲状腺激素检测未见异常（图 8 - 19）。

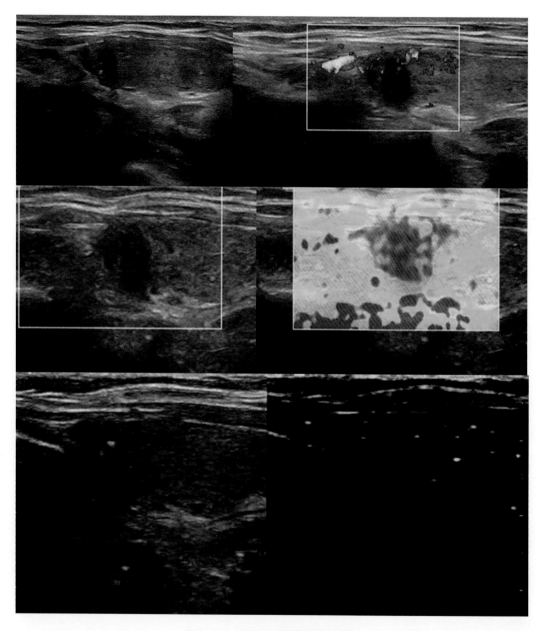

图 8 - 19 病例六甲状腺乳头状癌

征象分析：①甲状腺体积、形态正常，实质回声尚均匀；②甲状腺左侧叶上极可见低回声结节，边界清楚，纵横比大于 1；③CDFI 显示结节周边血流信号较丰富；④弹性成像：病灶整体呈红黄色，评分4 分，质地较硬；⑤超声造影：病灶内可见造影剂进入，呈不均匀弱增强

视频

病理：甲状腺乳头状癌（图 8 - 20）。

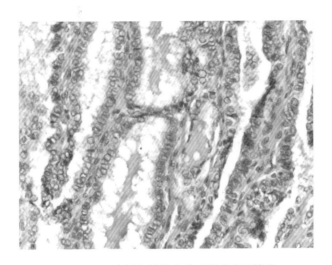

图 8 - 20 病例六甲状腺乳头状癌病理检查

病例七：

患者，女，26 岁。体检发现甲状腺结节 1 天就诊，甲状腺激素检测未见异常（图 8 - 21）。

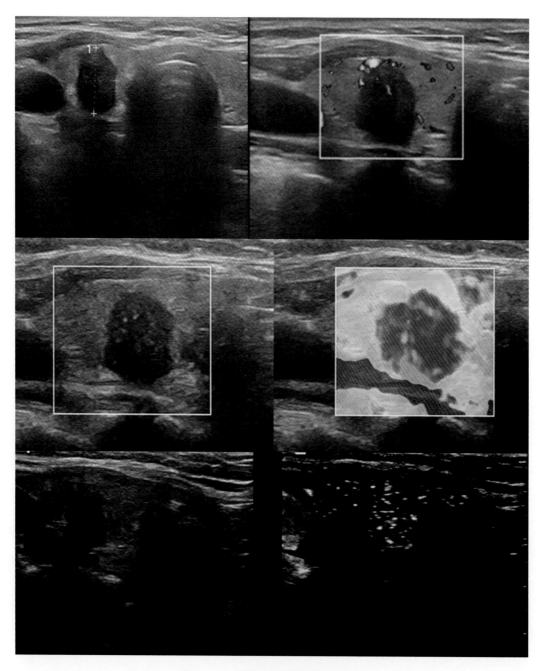

图 8-21　病例七甲状腺乳头状癌

　　征象分析：①甲状腺体积、形态正常，实质回声尚均匀；②甲状腺右侧叶可见低回声结节，边界清楚，无明显包膜，纵横比大于 1；③CDFI 显示结节周边及其内可见血流信号；④弹性成像：病灶整体呈红黄色，评分 4 分，质地较硬；⑤超声造影：病灶内可见造影剂进入，呈不均匀弱增强

视频

病理：甲状腺乳头状癌（图8－22）。

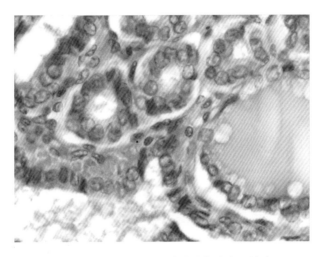

图8－22 病例七甲状腺乳头状癌病理检查

病例八：

患者，女，55岁。体检发现甲状腺结节6天就诊，甲状腺激素检测未见异常（图8－23）。

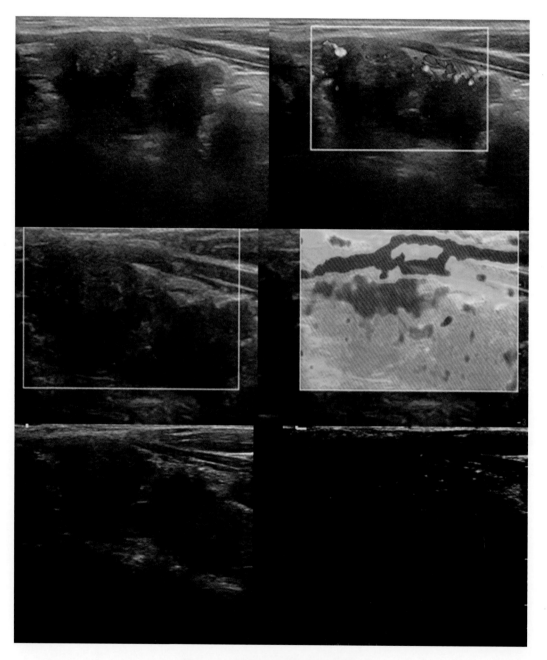

图 8-23 病例八甲状腺乳头状癌

征象分析：①甲状腺体积、形态正常，实质回声尚均匀；②甲状腺右侧叶可见低回声结节，边界不清楚，形态不规则；③CDFI 显示结节周边可见血流信号；④弹性成像：病灶整体呈黄绿色，局部呈红色；⑤超声造影：病灶内可见造影剂进入，显示为两个病灶，均呈弱增强

视频

病理：甲状腺多发乳头状癌（图8-24）。

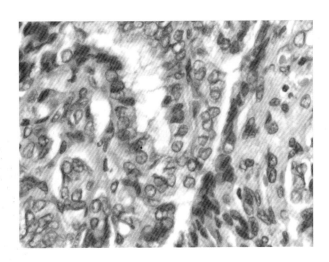

图8-24 病例八甲状腺乳头状癌病理检查

病例九：

患者，女，29岁。体检发现甲状腺结节2天就诊，甲状腺激素检测未见异常（图8-25）。

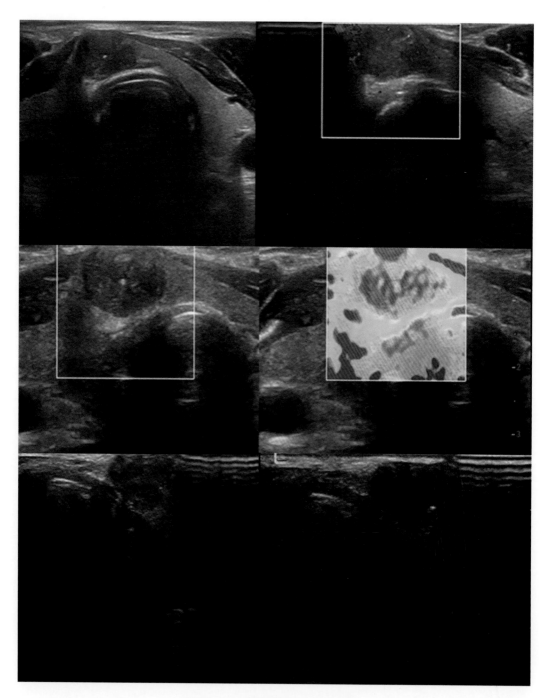

图 8 - 25 病例九甲状腺乳头状癌

征象分析：①甲状腺体积、形态正常，实质回声尚均匀；②甲状腺右侧叶近峡部低回声结节，内可见点状强回声；③CDFI 显示结节周边可见血流信号；④弹性成像：病灶整体呈红黄色，红色为主，质地较硬；⑤超声造影：病灶内可见造影剂进入，呈不均匀弱增强

视频

病理：甲状腺乳头状癌（图 8 - 26）。

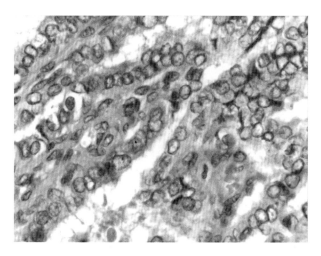

图 8 - 26 病例九甲状腺乳头状癌病理检查

病例十：

患者，女，30 岁。体检发现甲状腺结节 4 天就诊，甲状腺激素检测未见异常（图 8 - 27）。

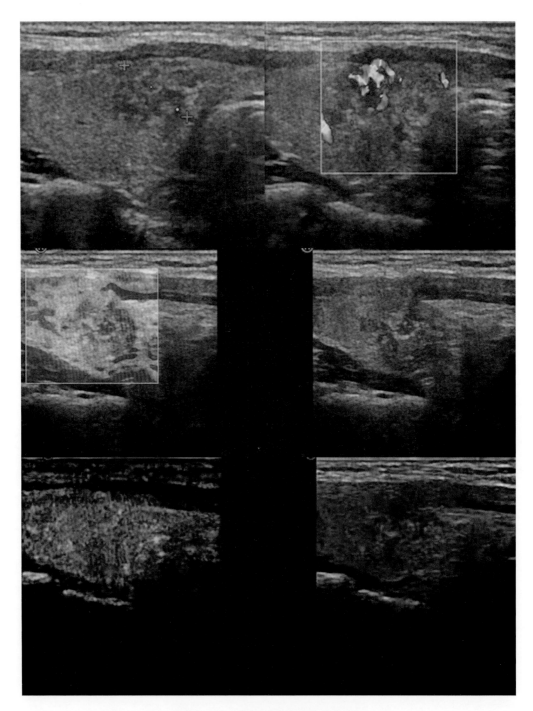

图 8 - 27　病例十甲状腺乳头状癌

　　征象分析：①甲状腺体积、形态正常，实质回声尚均匀；②甲状腺右侧叶近峡部低回声结节，边界欠清；③CDFI 显示结节血流信号较丰富；④弹性成像：病灶蓝绿相间，以蓝色为主，评分 3 分，质地较硬；⑤超声造影：病灶内可见造影剂进入，呈不均匀弱增强

视频

病理：甲状腺微小乳头状癌（图 8 – 28）。

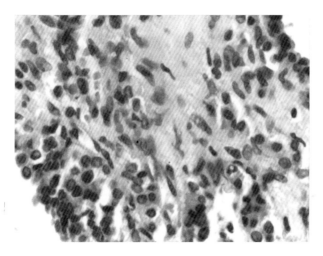

图 8 – 28 病例十甲状腺乳头状癌病理检查

病例十一：

患者，女，61 岁。体检发现甲状腺结节 9 天就诊，甲状腺激素检测未见异常（图 8 – 29）。

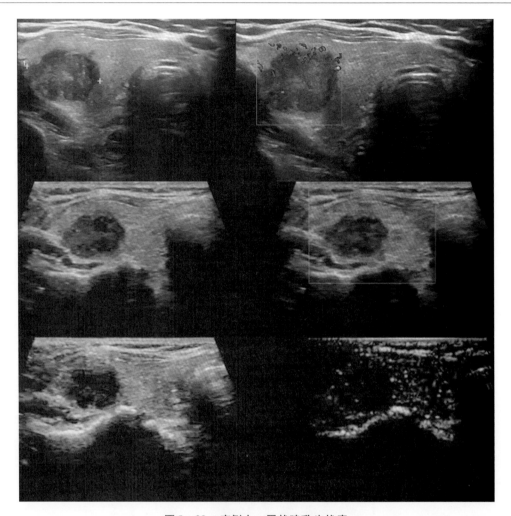

图 8 - 29　病例十一甲状腺乳头状癌

　　征象分析：①甲状腺体积、形态正常，实质回声尚均匀；②甲状腺右侧叶低回声结节，边界不清；③CDFI 显示结节周边及其内可见血流信号；④弹性成像：病灶蓝绿相间，以蓝色为主，评分 4 分，质地较硬；⑤超声造影：病灶内可见造影剂进入，呈不均匀弱增强

视频

病理：甲状腺乳头状癌。

病例十二：

患者,女,26 岁。体检发现甲状腺结节 4 天就诊,甲状腺激素检测未见异常(图 8 - 30)。

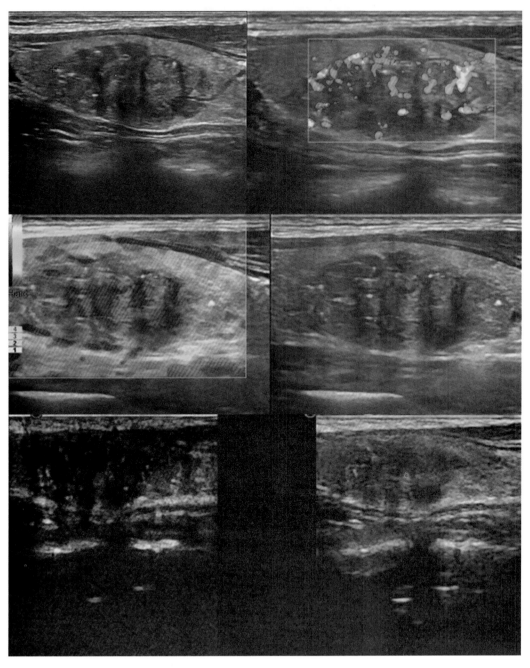

图 8 - 30　病例十二甲状腺乳头状癌

征象分析:①甲状腺体积、形态正常,实质回声尚均匀;②甲状腺左侧叶低回声结节,边界不清,其内可见沙砾样钙化；③CDFI 显示结节内血流信号丰富；④弹性成像：病灶蓝绿相间，以蓝色为主，评分 3 分，质地较硬；⑤超声造影：病灶内可见造影剂进入，呈高增强

视频

病理：甲状腺乳头状癌。

病例十三：

患者，女，28 岁。体检发现甲状腺结节 8 天就诊，甲状腺激素检测未见异常（图 8 - 31）。

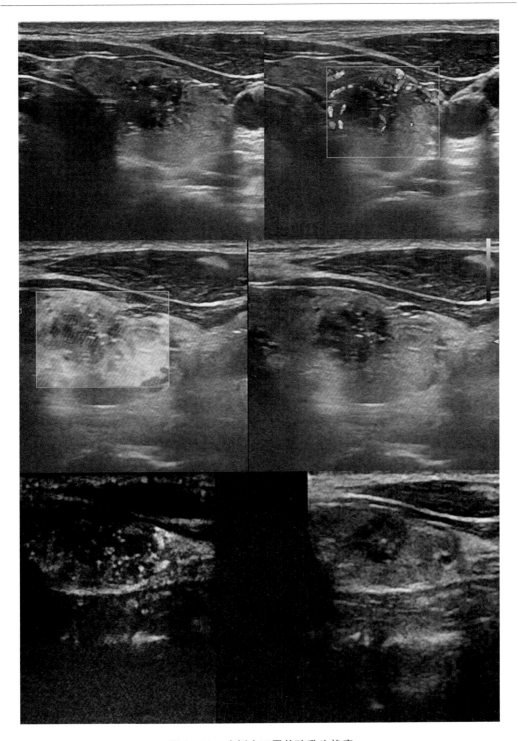

图 8 – 31 病例十三甲状腺乳头状癌

征象分析：①甲状腺体积、形态正常，实质回声尚均匀；②甲状腺左侧叶低回声结节，边界不清，其内可见沙砾样钙化；③CDFI 显示结节周边及其内血流信号丰富；④弹性成像：病灶蓝绿相间，以蓝

色为主，评分 3 分，质地较硬；⑤超声造影：病灶内可见造影剂进入，呈高增强

视频

病理：甲状腺乳头状癌。

病例十四：

患者，女，49 岁。体检发现甲状腺结节 3 天就诊，甲状腺激素检测未见异常（图 8 - 32）。

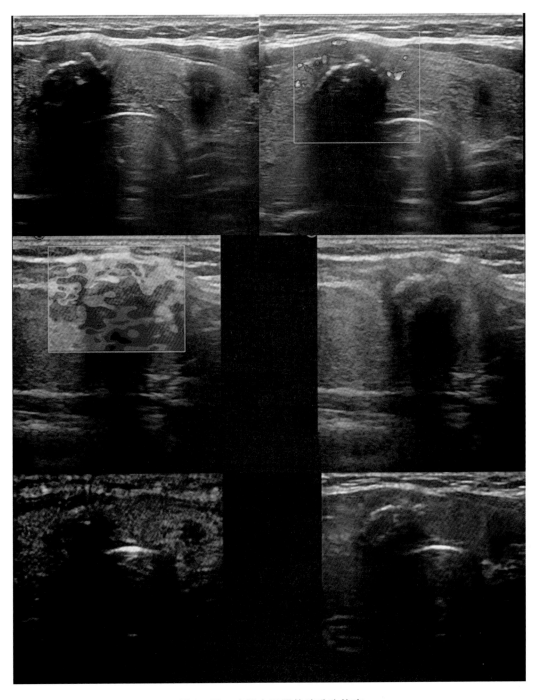

图 8 - 32　病例十四甲状腺乳头状癌

征象分析：①甲状腺体积、形态正常，实质回声尚均匀；②甲状腺左侧叶 2 个低回声结节，边界不清，较大结节粗大钙化斑；③CDFI 显示结节周边可见血流信号；④弹性成像：病灶蓝绿相间，以蓝色为主，评分 4 分，质地较硬；⑤超声造影：钙化部位上方的甲状腺实质呈弱增强

视频

病理：甲状腺乳头状癌。

病例十五：

患者，女，40 岁。体检发现甲状腺结节 8 天就诊，甲状腺激素检测未见异常（图 8 - 33）。

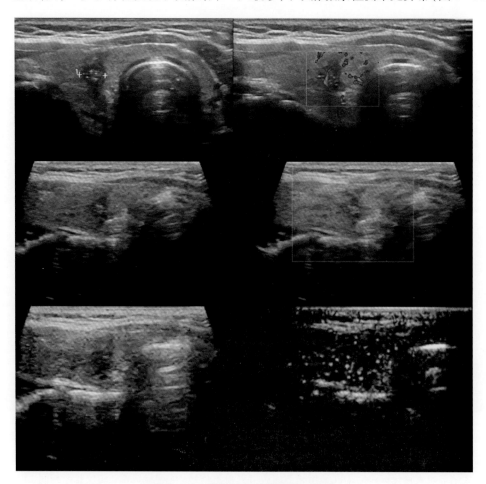

图 8 - 33　病例十五甲状腺乳头状癌

征象分析：①甲状腺体积、形态正常，实质回声尚均匀；②甲状腺右侧叶低回声结节，边界不清楚,纵横比大于1,结节内部回声不均匀,可见强回声钙化斑;③CDFI 显示结节内可见血流信号;④弹性成像:病灶蓝绿相间,以绿色为主,评分2分,质地偏软;⑤超声造影:病灶内可见造影剂进入,呈弱增强

视频

病理:甲状腺乳头状癌。

病例十六:

患者,男,47岁。体检发现甲状腺结节1天就诊,甲状腺激素检测未见异常(图8-34)。

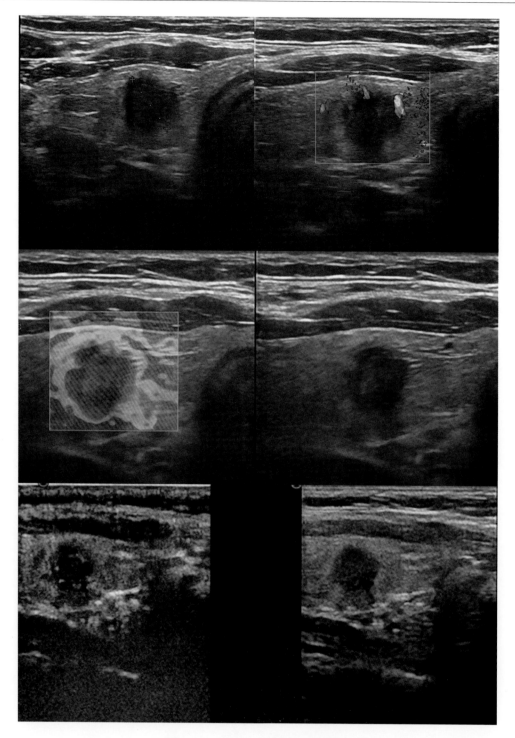

图 8－34　病例十六甲状腺乳头状癌

征象分析：①甲状腺体积、形态正常，实质回声尚均匀；②甲状腺右侧叶中部低回声结节，结节边界不清楚，无明显包膜；③CDFI 显示结节内可见血流信号；④弹性成像：病灶整体呈蓝色，评分 4 分，

质地较硬；⑤超声造影：病灶内可见造影剂进入，呈不均匀弱增强

视频

病理：甲状腺乳头状癌。

病例十七：

患者，女，47 岁。体检发现甲状腺结节 2 天就诊，甲状腺抗甲状腺球蛋白抗体、过氧化物酶抗体滴度升高（图 8 - 35）。

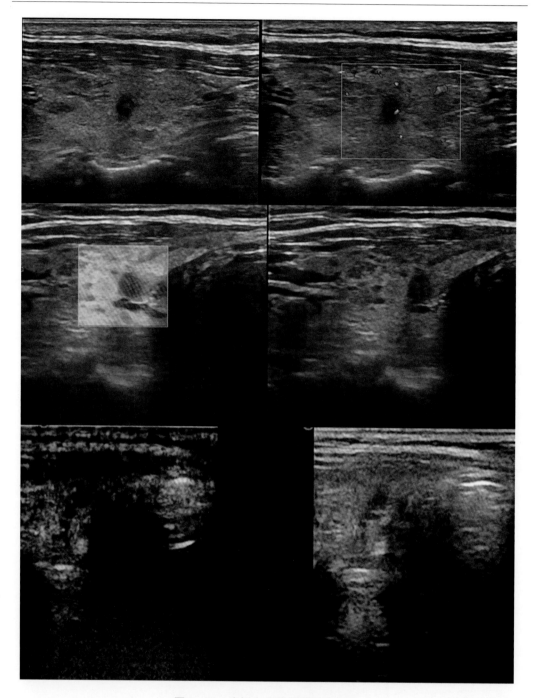

图 8 - 35　病例十七甲状腺乳头状癌

征象分析：①甲状腺体积增大、形态饱满，实质回声不均匀，可见散在回声减低区；②甲状腺右侧叶中部低回声结节，边界不清楚，无明显包膜；③CDFI 显示结节周边可见点状血流信号；甲状腺实质血流信号丰富；④弹性成像：病灶整体呈蓝色，评分 4 分，质地较硬；⑤超声造影：病灶呈可见造影剂进入，呈弱增强

视频

病理：桥本氏甲状腺炎合并甲状腺乳头状癌。

病例十八：

患者，女，32 岁。体检发现甲状腺结节 10 天就诊，甲状腺抗甲状腺球蛋白抗体、过氧化物酶抗体滴度明显升高（图 8 - 36）。

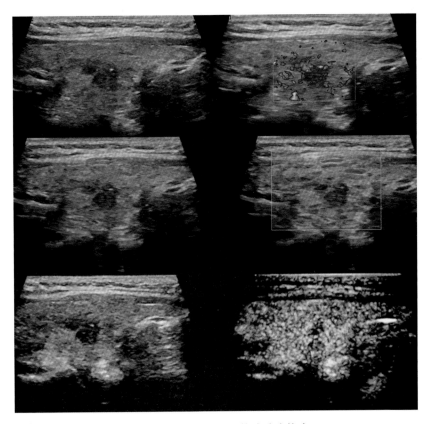

图 8 - 36 病例十八甲状腺乳头状癌

征象分析：①甲状腺体积增大、形态饱满，实质回声不均匀，可见散在回声减低区；②甲状腺右侧叶低回声结节，边界不清楚，无明显包膜；③CDFI 显示结节周边及其内可见血流信号；甲状腺实质血

流信号丰富；④弹性成像：病灶呈蓝绿色，蓝色为主，质地偏硬；⑤超声造影：病灶呈不均匀弱增强

视频

病理：桥本氏甲状腺炎合并甲状腺乳头状癌。

病例十九：

患者，女，62 岁。体检发现甲状腺结节 1 个月就诊，甲状腺抗甲状腺球蛋白抗体、过氧化物酶抗体滴度明显升高（图 8 - 37）。

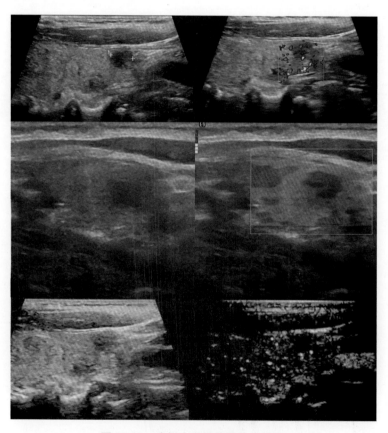

图 8 - 37　病例十九甲状腺乳头状癌

征象分析：①甲状腺体积增大、形态饱满，实质回声不均匀，可见散在回声减低区；②甲状腺左侧

叶低回声结节，边界不清楚，无明显包膜；③CDFI 显示结节内可见血流信号；甲状腺实质血流信号丰富；④弹性成像：病灶呈蓝色，质地偏硬；⑤超声造影：病灶实质性部分可见造影剂进入，呈弱增强

视频

病理：桥本氏甲状腺炎合并甲状腺乳头状癌。

病例二十：

患者，女，48 岁。体检发现甲状腺结节 1 天就诊，甲状腺抗甲状腺球蛋白抗体、过氧化物酶抗体滴度明显升高（图 8 – 38）。

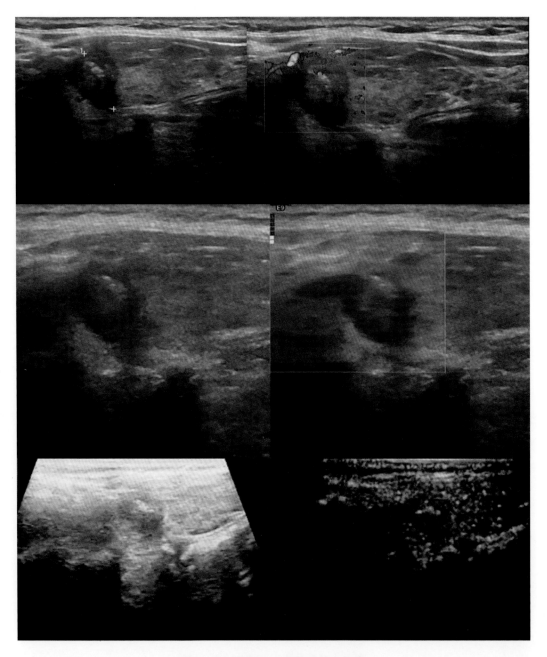

图 8 - 38 病例二十甲状腺乳头状癌

征象分析：①甲状腺体积增大、形态饱满，实质回声不均匀，可见散在回声减低区；②甲状腺左侧叶低回声结节，边界不清楚，纵横比大于 1，结节回声不均匀，可见强回声钙化斑；③CDFI 显示结节周边可见血流信号；甲状腺实质血流信号丰富；④弹性成像：病灶呈蓝绿相间，蓝色为主，评分 4 分，质地较硬；⑤超声造影：病灶实质性部分可见造影剂进入，呈不均匀弱增强

视频

病理：桥本氏甲状腺炎合并甲状腺乳头状癌。

第二节 甲状腺滤泡癌

甲状腺滤泡癌是以滤泡结构为主要组织特征的一种分化较好的甲状腺癌，占甲状腺癌总数的 10% ~15% ，多见于中老年女性患者。其病程较长，生长缓慢，多表现为颈部无痛性非对称性肿块。恶性程度较高，易发生远处转移，常转移到肺和骨。但颈部淋巴结转移一般较迟发生，多为较晚期表现。其预后不如甲状腺乳头状癌。

甲状腺滤泡癌的超声表现：病灶呈圆形或椭圆形，单发多见，大小不一；边界清楚，有包膜感，周边可见晕环，尤其是细晕；CDFI 示内部血流信号丰富。其超声表现与甲状腺腺瘤极为相似。

【病例分享】

病例一：

患者，女，10 岁。体检发现甲状腺结节 2 天就诊，甲状腺激素检测未见异常（图 8 - 39）。

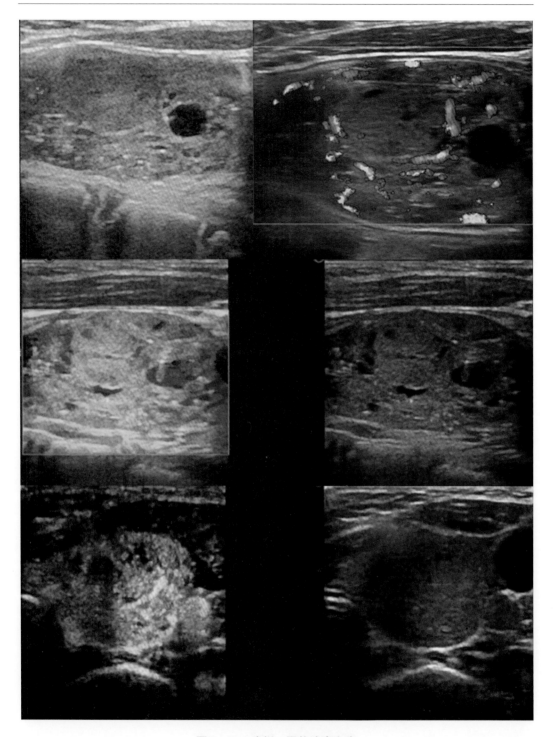

图 8-39 病例一甲状腺滤泡癌

征象分析：①甲状腺右侧叶体积、形态正常，实质回声尚均匀；②甲状腺左侧叶低回声包块，边界清楚，有清晰包膜，内部回声不均匀，可见无回声区；③CDFI 显示结节周边及内部可见丰富血流信号；

④弹性成像：病灶蓝绿相间，以绿色为主，评分2分，质地较软；⑤超声造影：病灶实质部分可见造影剂快速进入，呈稍高增强

视频

病理：甲状腺滤泡癌。

病例二：

患者，女，58岁。体检发现甲状腺结节6天就诊，甲状腺激素检测未见异常（图8-40）。

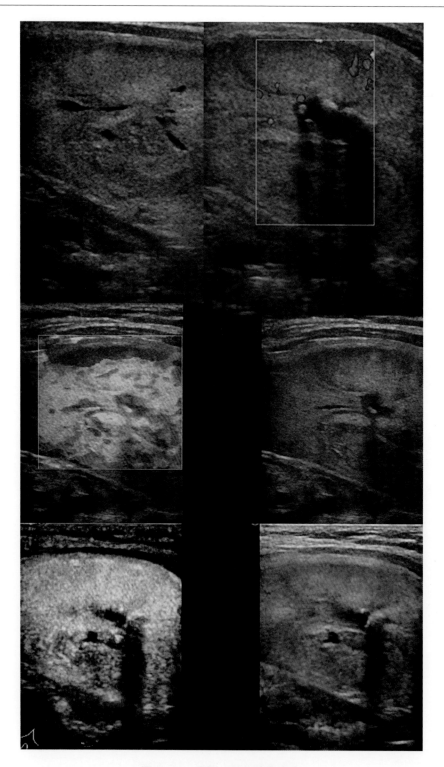

图 8-40　病例二甲状腺滤泡癌

征象分析：①甲状腺左侧叶体积、形态正常，实质回声尚均匀；②甲状腺右侧叶结节，边界清楚，有清晰包膜，其内回声不均匀，可见液性暗区及较大钙化斑；③CDFI 显示结节内可见血流信号；④弹性成像：病灶蓝绿相间，以蓝色为主，评分 2 分，质地较软；⑤超声造影：病灶内可见造影剂快速进入，呈高增强，并可见清晰包膜

视频

病理：甲状腺滤泡癌。

第三节　甲状腺髓样癌

甲状腺髓样癌源于分泌降钙素的甲状腺滤泡旁细胞，中度恶性，占甲状腺癌总数的 3%～10%。不同年龄及性别发病率无明显差异，大多为散发性，约 10% 为家族性。因其起源于神经内分泌细胞，可分泌生物活性物质，故其临床特点、诊断及治疗都独具特点。主要临床表现有：①甲状腺肿块；②颈部淋巴结转移，部分患者出现肝、肺、骨等远处转移；③呼吸不畅、吞咽困难、声音嘶哑等压迫症状；④因血钙降低导致手足抽搐，或分泌肽类激素导致面部潮红、心悸、腹泻、消瘦等类癌综合征。

【病例分享】

病例：患者，女，68 岁。体检发现甲状腺结节 5 天就诊，甲状腺激素检测未见异常（图 8 -41 至图 8 -45）。

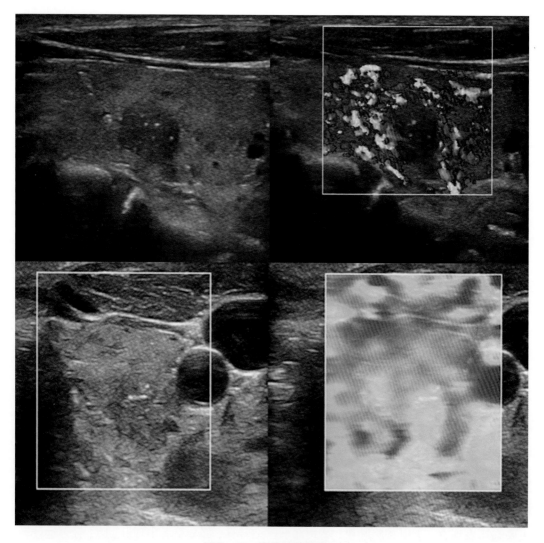

图 8 – 41　甲状腺髓样癌 1

征象分析：①甲状腺右侧叶体积、形态正常，实质回声尚均匀；②甲状腺左侧叶低回声包块，边界不清，无明显包膜，内部回声不均匀，可见点状强回声钙化斑；③CDFI：结节周边可见丰富血流信号；④弹性成像：病灶蓝绿相间，以绿色为主，质地较硬

病理：甲状腺髓样癌。

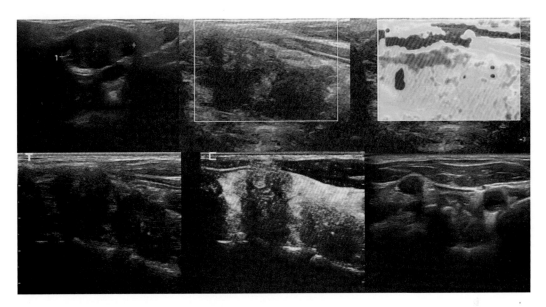

图 8 - 42　甲状腺髓样癌 2

征象分析：①甲状腺左侧叶体积、形态尚正常，实质回声尚均匀；②甲状腺右侧叶低回声包块，边界不清，无明显包膜，内部回声不均匀，可见点状强回声钙化斑；③弹性成像：质地较硬；④超声造影可见结节呈低增强；可见右侧颈部Ⅵ区淋巴结回声，形态饱满，皮髓质分界不清

病理：甲状腺髓样癌伴颈部淋巴结转移。

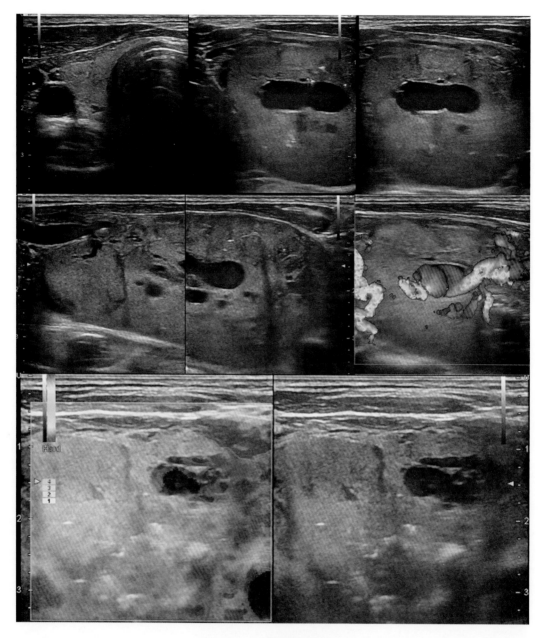

图 8 - 43　甲状腺髓样癌 3

　　征象分析：①甲状腺右侧叶体积、形态正常，实质回声均匀；②甲状腺左侧叶被 36mm × 28mm × 60mm 低回声结节占据，边界尚清，其内可见散在的强回声钙化斑，其内无回声区为增粗血管回声；③CDFI：血流信号较丰富；④结节弹性成像：局部质地偏硬

　　病理：甲状腺髓样癌。

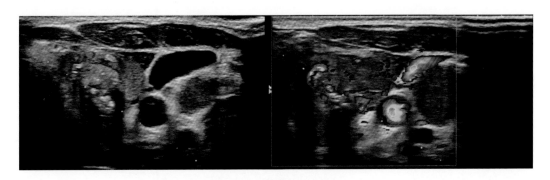

图 8 - 44　甲状腺髓样癌 4

　　征象分析：①甲状腺右侧叶体积、形态正常，实质回声均匀；②甲状腺左侧叶内低回声结节，边界不清，其内可见散在的强回声钙化斑；③CDFI：血流信号较丰富；④结节弹性成像：质地偏硬

　　病理：甲状腺髓样癌。

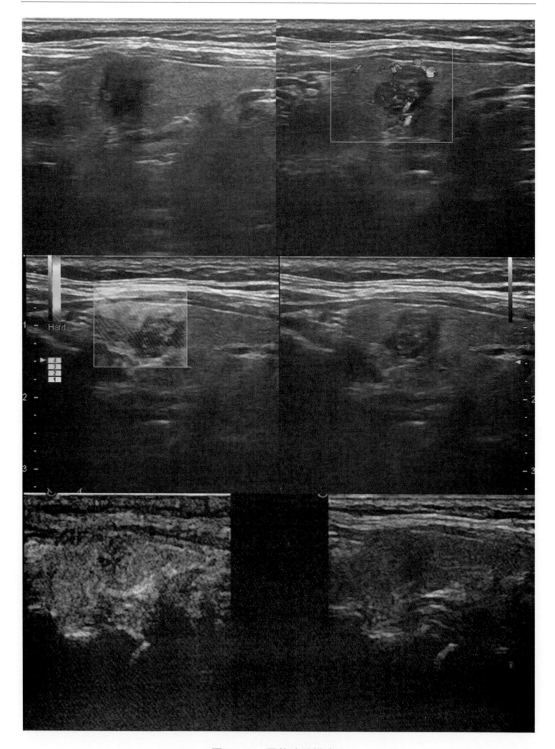

图 8-45　甲状腺髓样癌 5

征象分析：①甲状腺右侧叶体积、形态正常，实质回声均匀；②甲状腺左侧叶内低回声结节，边界尚清，形态欠规则，其内可见散在的强回声钙化斑；③CDFI：血流信号较丰富；④结节弹性成像：质地

偏硬；④超声造影提示结节呈低增强

病理：甲状腺髓样癌。

第四节　甲状腺未分化癌

甲状腺未分化癌是甲状腺癌中恶性程度最高的一种，临床少见，占甲状腺癌总数的5%～10%。常见于40岁以上女性患者，多伴有长期甲状腺肿大的病史，并于近期内迅速增大。主要表现为颈前区肿块，质硬固定，边界不清，早期即可发生浸润和转移，颈部可触及肿大淋巴结，常伴有吞咽困难、声音嘶哑、颈部疼痛等症状。恶性程度高，预后很差，大多数患者首次就诊时已失去积极治疗的机会。

【病例分享】

病例：患者，女，63岁。体检发现甲状腺结节2天就诊，甲状腺激素检测未见异常（图8-46）。

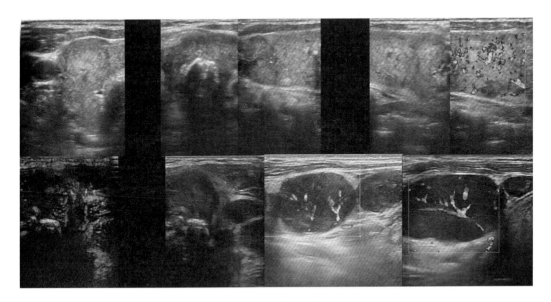

图8-46　甲状腺未分化癌

征象分析：①甲状腺体积增大，形态不规则，内部光点增粗、回声不均匀，可见散在的回声减低区；②双侧叶探及数个等回声及低回声结节，右侧较大15.4mm×15.4mm，左侧较大41.1mm×30mm，部分结节内可见粗大钙化，结节形态不规则，边界不清晰；③CDFI：甲状腺实质及结节周围可见较丰富的血流信号；④结节弹性成像：质地偏硬；⑤超声造影提示双侧叶多发结节灌注呈低增强颈部中央区及左侧颈部Ⅱ区、Ⅲ区、Ⅳ区探及数个较大 32mm×19mm 淋巴结回声，形态均饱满，皮髓质分界均不清晰，部分淋巴结内可见囊性无回声区

病理：甲状腺未分化癌伴颈部淋巴结多发转移。

第五节　甲状腺癌颈部转移淋巴结

一、淋巴结分区

当前多采用1991年美国耳鼻咽喉头颈外科学会的颈部淋巴结分区法：Ⅰ区：颏下及下颌下区的淋巴结群，以二腹肌为界，内下方为ⅠA区（颏下区）和ⅠB区（颌下区）。Ⅱ区：颈内静脉淋巴结群上组，颅底至舌骨水平，前界为胸骨舌骨肌侧缘，后界为胸锁乳突肌后缘。Ⅲ区：颈内静脉淋巴结群中组，从舌骨水平至肩胛舌骨肌与颈内静脉交叉处，前后界与Ⅱ区相同。Ⅳ区：颈内静脉淋巴结群下组，从肩胛舌骨肌至锁骨上，前后界与Ⅱ区相同。Ⅴ区：颈深淋巴结副神经链和锁骨上淋巴结群，前界为胸锁乳突肌后缘，后界为斜方肌前缘，下界为锁骨水平。Ⅵ区：喉、气管、食管周围淋巴结或颈前区淋巴结，两侧界为颈总动脉和颈内静脉，上界为舌骨，下界为胸骨上窝（图8-47）。Ⅶ区：胸骨上缘至主动脉弓上缘的上纵隔区。

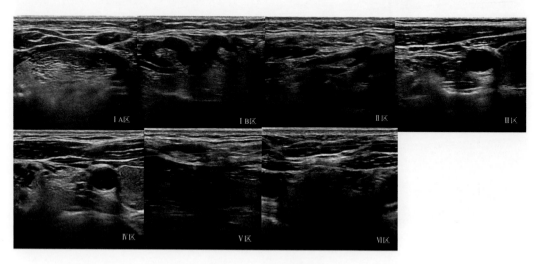

图8-47　淋巴结分区

二、颈部淋巴结超声声像图

正常淋巴结及其超声表现：正常淋巴结为蚕豆形状或肾形，长径/短径大于2，边界

清晰，形态规则。皮髓质分界清晰，周围皮质呈低回声，中央髓质呈高回声，淋巴门清晰可见（图8-48）。CDFI：可见点状或条状血流信号自淋巴门进入，走行规则（图8-49）。

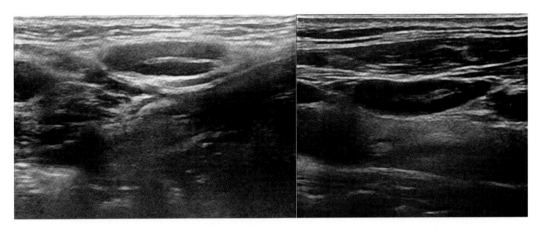

图8-48　正常淋巴结二维

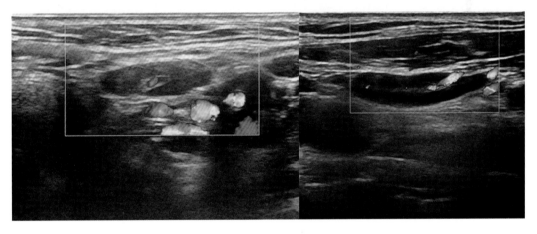

图8-49　正常淋巴结血流

转移性淋巴结：是指浸润的癌细胞穿过淋巴管壁，侵入淋巴管进入区域淋巴结，且以此为中心发生癌变。病变早期位于边缘窦，随后侵犯整个淋巴结，并可突破被膜，形成淋巴结融合或侵犯周围组织。甲状腺癌的淋巴结转移多见于Ⅳ区和Ⅵ区。

转移性淋巴结的超声表现：淋巴结形态饱满，短径增大，呈圆形或椭圆形。被膜可连续完整或中断，皮质、髓质分界不清，内部回声不均，可见液性无回声区。CDFI：其内血流信号丰富，多由外周向中央区分布，走行杂乱。

【病例分享】

病例一：

患者，女，61岁。发现甲状腺右侧叶结节伴右侧颈部肿大淋巴结10天（图8-50）。

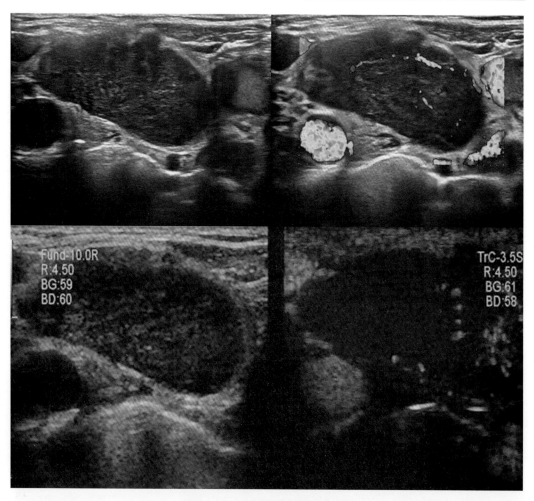

图 8 - 50　病例一转移性淋巴结

二维灰阶声像：颈部中央区肿大淋巴结回声，形态尚规则，皮髓质分界不清晰；CDFI：内可见短棒状血流信号；造影后：可见造影剂由外周向中央稀疏进入，呈弱增强，局部未见造影剂进入，考虑液化坏死

视频

病理提示：镜下可见癌组织，转移性甲状腺癌。

病例二：

患者，女，41 岁。发现甲状腺右侧叶结节伴右侧颈部肿大淋巴结 4 天（图 8 − 51）。

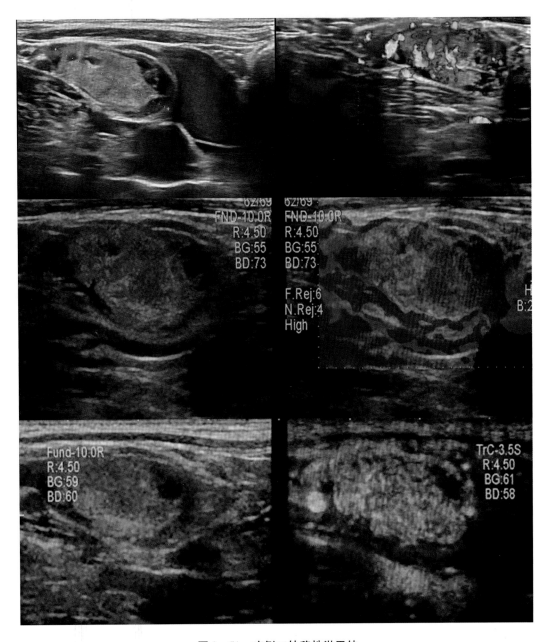

图 8 − 51 病例二转移性淋巴结

二维灰阶声像：右侧颈部Ⅳ区淋巴结回声，形态尚规则，皮髓质分界不清；CDFI：周边及其内可见较丰富血流信号；弹性成像：质地偏硬；造影后：可见造影剂由外周向中央快速进入，呈高增强

视频

病理提示：镜下可见癌组织，转移性甲状腺癌。

病例三：

患者，女，27岁。发现甲状腺左侧叶结节伴左侧颈部肿大淋巴结7天（图8-52）。

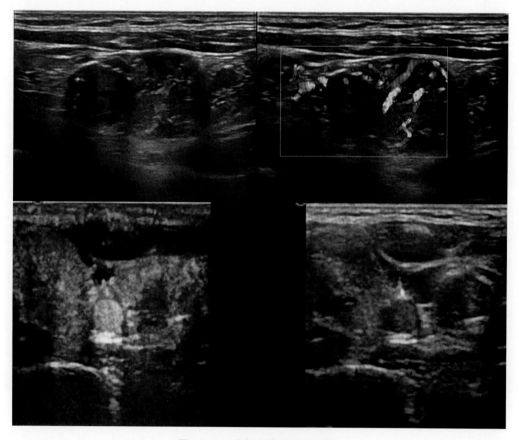

图8-52 病例三转移性淋巴结

二维灰阶声像：左侧颈部中央区肿大淋巴结，形态欠规则，皮髓质分界不清，内可见点状强回声；CDFI：血流信号较丰富；造影后：可见造影剂由外周向中央稀疏进入，呈弱增强

视频

病理提示：镜下可见癌组织，转移性甲状腺癌。

病例四：

患者，女，63岁。发现甲状腺左侧叶结节伴左侧颈部肿大淋巴结15天（图8-53）。

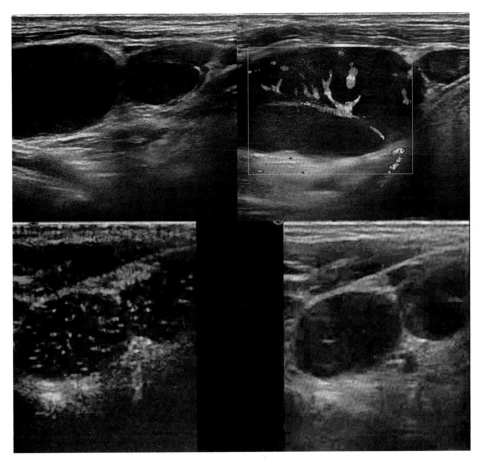

图8-53　病例四转移性淋巴结

二维灰阶声像：左侧颈部Ⅳ区肿大淋巴结，形态饱满，皮髓质分界不清；CDFI：血流信号较丰富；

造影后：可见造影剂由外周向中央稀疏进入，呈弱增强

视频

病理提示：镜下可见癌组织，转移性甲状腺癌。

病例五：

患者，女，67岁。发现甲状腺左侧叶结节伴左侧颈部肿大淋巴结3天（图8-54）。

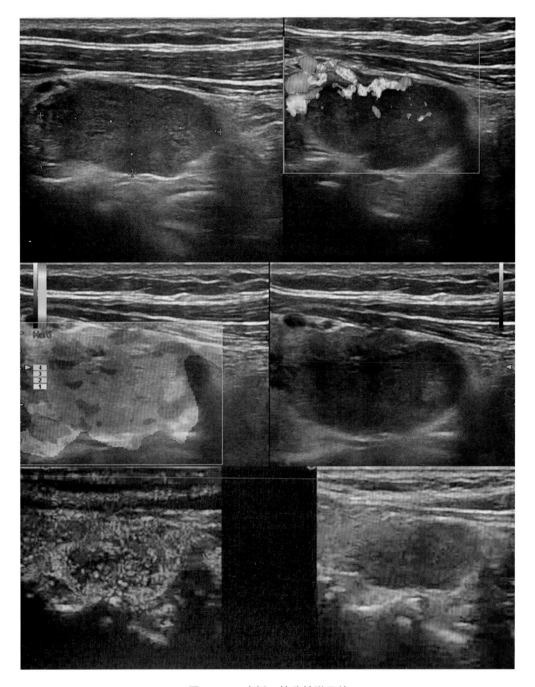

图 8 - 54　病例五转移性淋巴结

　　二维灰阶声像：左侧颈部Ⅳ区肿大淋巴结，形态欠规则，皮髓质分界不清；CDFI：血流信号较丰富；弹性成像：质地偏软；造影后：可见造影剂由外周向中央快速进入，呈不均匀增强

视频

病理提示：镜下可见癌组织，转移性甲状腺癌。

病例六：

患者，女，71 岁。发现甲状腺右侧叶结节伴右侧颈根部肿大淋巴结 2 天（图 8 – 55）。

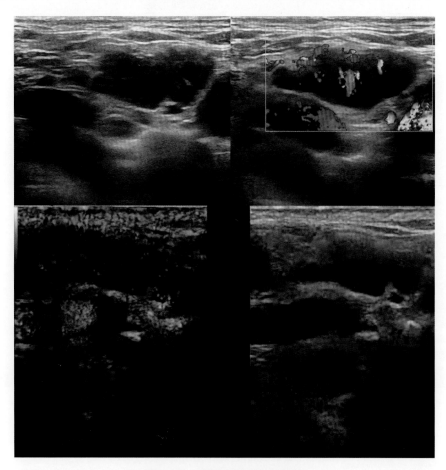

图 8 – 55　病例六转移性淋巴结

二维灰阶声像：右侧颈根部肿大淋巴结，形态欠规则，皮髓质分界不清；CDFI：血流信号较丰富；

造影后：可见造影剂由外周向中央快速进入，呈高增强

视频

病理提示：镜下可见癌组织，转移性甲状腺癌。

病例七：

患者，女，40 岁。发现甲状腺右侧叶结节伴右侧颈部肿大淋巴结 11 天(图 8 – 56)。

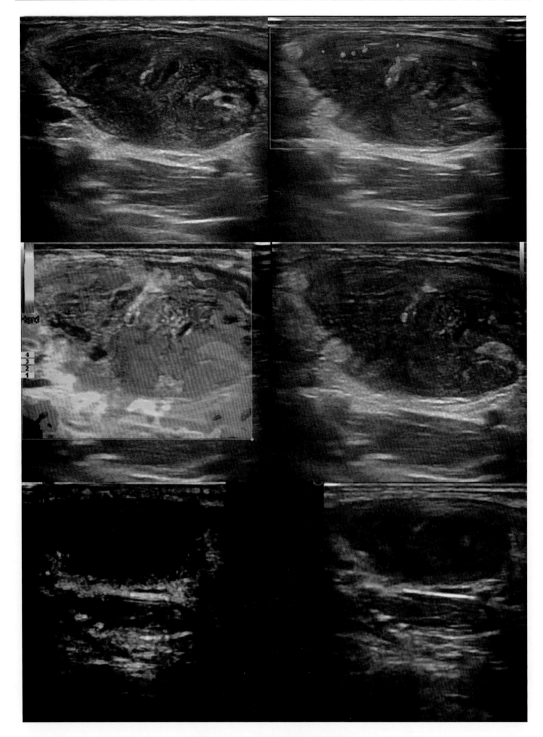

图 8 - 56　病例七转移性淋巴结

　　二维灰阶声像：右侧颈部Ⅳ区肿大淋巴结,形态饱满,皮髓质分界不清；CDFI：内可见点状血流信号；
弹性成像：质地偏硬；造影后：可见造影剂由外周快速进入,呈环状增强,中央未见明显造影剂进入

视频

病理提示：镜下可见癌组织，转移性甲状腺癌。

病例八：

患者，女，83 岁。右侧颈部肿大半年，甲状腺右侧叶体积增大（图 8－57）。

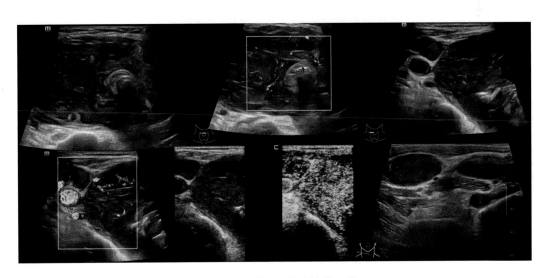

图 8－57 病例八转移性淋巴结

二维灰阶声像：甲状腺右侧叶体积增大，气管受压，甲状腺光点增粗；CDFI：血流丰富；右侧叶弹性成像：质地偏硬；同侧颈部淋巴结肿大，形态饱满，皮髓质分界不清。造影后：可见造影剂由外周快速进入甲状腺，呈高增强

病理提示：弥漫大 B 细胞淋巴瘤（GCB 型）（图 8－58）。

图 8 - 58　病例八转移性淋巴结病理检查

病例九：

患者，女，65 岁。甲状腺左侧叶体积增大 3 个月（图 8 - 59）。

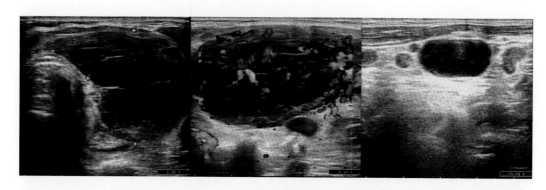

图 8 - 59　病例九转移性淋巴结

二维灰阶声像：甲状腺左侧叶体积增大，可见大片状低回声区，内呈网格样；CDFI：血流较丰富；左侧颈部淋巴结肿大，形态饱满，皮髓质分界不清

病理提示：弥漫大 B 细胞淋巴瘤（GCB 型）（图 8 - 60）。

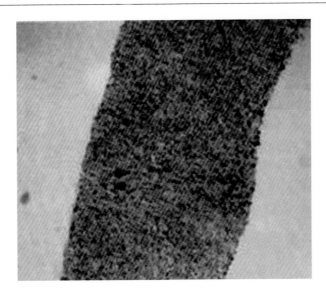

图 8 - 60 病例九转移性淋巴结病理检查

(周 琦 李诗鳌 王理蓉)

参 考 文 献

［1］Lope V, Perez GB, Aragones N, et al. Occupational exposure to ionizing radiation and electromagnetic fields in relation to the risk of thyroid cancer in Sweden. Scand J work Environ Health, 2006, 32(4): 276 - 284

［2］刘长路, 吴岩, 毕立夫. 甲状腺癌流行现状及危险因素的研究进展. 中华地方病学杂志, 2012, 31 (2): 234 - 236

［3］陈佳瑞, 王家东. 桥本甲状腺炎与甲状腺乳头状癌相关性的研究进展. 现代肿瘤医学, 2009, 17 (12): 2449 - 2451

［4］Xu L, Li G, Wei Q, et al. Family history of cancer and risk of sporadic differentiated thyroid carcinoma. Cancer, 2013, 118(5): 1228 - 1235

［5］Rosário PW, Purisch S. Ultrasonographic characteristics as a criterion for repeat cytology in benign thyroid nodules. Arquivos Brasileiros De Endocrinologia E Metabologia, 2010, 54(1): 52 - 55

［6］乙芳, 际曼, 岗春, 等. 超声引导下甲状腺细针穿刺细胞学检查的临床应用. 中国临床医学影像杂志, 2003, 14(1): 8 - 10

［7］陈文, 张武, 苗立因, 等. 甲状腺恶性肿瘤的二维及彩色多普勒超声征象及其临床意义. 中国超声医学杂志, 2000, 16(7): 495 - 497

［8］Jun RChow LC, Jeffrey RB. The sonographic features of papillary thyroid carcinomas. Ultrasound Q, 2005, 21(1): 39 - 45

第九章　甲状腺的介入超声

一、概述

介入性超声是指在超声引导下将穿刺针、导管、药物或操作器械等准确放置到结节、囊腔、体腔或特定部位的一种技术，既能诊断，又能治疗。相较传统甲状腺疾病的外科手术操作，介入性超声通过超声的实时引导，提高了操作的安全性及有效性，缩短了诊断与治疗的时间。

1. 甲状腺介入性超声穿刺针的选择

（1）普通穿刺针：针尖呈斜面（25°～30°），切缘锐利，穿刺阻力较小，多用于含液结节的抽吸及药物的注入。

（2）细胞学活检针：一般多使用22～23G的细针，对于结节内的液体及组织碎片进行抽吸，用于细胞学检查（图9－1）。

（3）组织活检针：多使用18G的粗针，对结节组织进行定向切割，获得组织较大，包含信息较多，可进行病理诊断及免疫组化等分析（图9－2）。

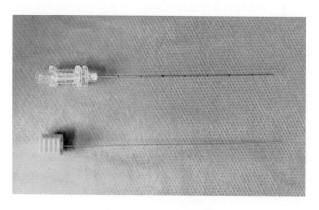

图9－1　22G PTC针

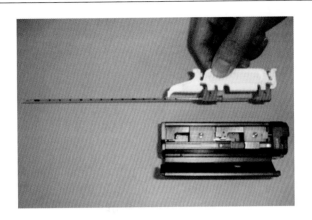

图9-2　18G穿刺活检针及活检枪

2. 穿刺针的引导　方式多样,应用最广泛的是徒手穿刺技术,即一只手固定探头,而另一只手在超声实时引导下使穿刺针进入靶目标,此种方法可随意调整穿刺角度。另通过导向器械的应用,可以使穿刺针沿着预先设定的穿刺路径,避开重要组织结构,更加符合精准医学的需要,但穿刺针的活动范围限定了穿刺角度(图9-3)。

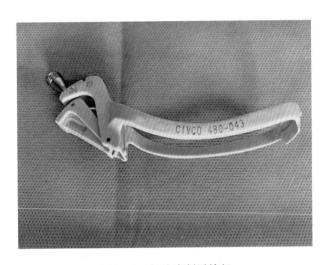

图9-3　探头穿刺活检架

3. 穿刺点及进针路径的选择

(1)穿刺实性结节时,应选择结节的外周部分,此区域为肿瘤细胞的增生活跃部位,中心部分可能有坏死组织影响病理诊断。

(2)穿刺囊性为主的结节时,应尽可能多地在实性部分取材。

(3)结节穿刺时,必须经过部分甲状腺组织。

(4)甲状腺外侧缘的结节,多从颈中部向外侧斜行穿刺(中路法),此法不会损伤食管及气管,但有损伤颈动脉、颈前静脉的可能;内侧缘的结节,多由外侧向内穿刺(侧路法），此法初学者易损伤喉返神经，并可能损伤胸锁乳突肌导致大出血。

（5）穿刺路径上避开颈部血管、气管及食管等重要结构。

4. 介入性超声患者的术前准备和术后随访

（1）术前准备：①术前详细询问病史，常规完善心电图、各项实验室检查（血常规、血型、凝血功能、传染病和甲状腺功能等）；②向患者及家属充分告知此次介入性超声的意义、过程及可能出现的并发症；同时告知操作的安全性及微创性，减少患者的心理压力，并签署《知情同意书》；③常规超声扫查甲状腺，确定靶目标的大小、位置、回声及安全的进针路径；④准备好操作所使用仪器、药品。

（2）术后处理：①常规：留观 30 分钟，同时穿刺部位充分按压 20 分钟，离开前超声复查甲状腺，观察穿刺部位有无出血等；②出血：对于出血，一般局部压迫即可达到止血的效果。如出现较大血肿影响呼吸者，可使用穿刺针抽吸积血，再局部加压并观察血肿变化；③发音改变：患者声音低钝，但仍可发音，多由于刺激喉返神经引起，一般为一过性，无须特殊处理；④感染：严格遵守无菌操作原则，一般不易引起继发感染，必要时可使用敏感抗生素；⑤生命体征不稳及严重并发症者：应立即对症处理并通知相关科室协诊。

二、甲状腺超声引导穿刺病理活检

1. 超声引导下细针抽吸细胞学检查　甲状腺细针抽吸细胞学检查（fine needle aspiration cytology，FNAC）是结节性及弥漫性甲状腺疾病的常规诊断方法，是甲状腺结节初始诊断的金标准。

（1）适应证：①直径 >1cm 的甲状腺结节，超声检查有恶性征象者应考虑行穿刺活检；②直径≤1cm 的甲状腺结节，不推荐常规行穿刺活检。

但如果存在下述情况之一者，可考虑 FNAC：①超声检查提示结节有恶性征象；②伴颈部淋巴结超声影像异常；③童年期有颈部放射线照射史或辐射污染接触史；④有甲状腺癌家族史或甲状腺癌综合征病史；⑤18F – FDG PET 显像阳性；⑥伴血清降钙素水平异常升高；⑦弥漫性甲状腺疾病。

（2）禁忌证：①具有明显的出血倾向，出、凝血时间显著延长，凝血酶原活动度明显减低；②无安全穿刺途径，不能避开邻近的重要器官；③长期服用抗凝药；④频繁咳嗽、吞咽等难以配合者；⑤穿刺部位感染，须处理后方可穿刺。

（3）操作方法：①患者取仰卧位，头后仰，充分暴露颈前区皮肤；②常规消毒、铺无菌巾；③实时超声引导，1% 利多卡因于穿刺点局部浸润麻醉，麻药应注达甲状腺被膜；④将细针沿预定路径，穿刺进入结节外周部分，然后使针旋转 >90°，不同方向反复提插4~5 次，迅速退针，纱布按压进针点；⑤同样方法穿刺 2 次，并于载玻片上均匀涂片，置于固定液中送检；⑥穿刺后纱布覆盖进针点，胶布固定并压迫（图 9 – 4）。

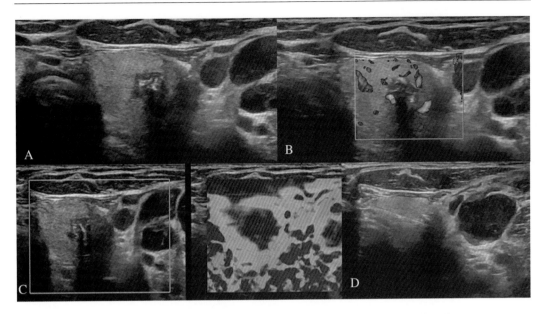

图 9-4　甲状腺乳头状癌的二维、血流、弹性、超声细针穿刺活检图像

患者蔡某，女，52 岁。发现甲状腺结节 2 天就诊，甲状腺激素及自身抗体检测均未见异常，诊断为甲状腺癌。A：甲状腺左侧叶低回声结节，边界清晰，边缘毛糙；B：其内可见点状血流信号；C：弹性成像呈蓝色，提示质地偏硬；D：超声引导下细针穿刺，病理提示甲状腺乳头状癌

穿刺视频和造影动态视频

2. 超声引导下粗针或组织检查　有时仅凭少量的细胞学分析不足以获得精确诊断，尤其是在甲状腺滤泡型肿瘤良恶性的鉴别中，这时就需要更大的组织样本进行检查。粗针组织穿刺活检（core needle biopsy，CNB），取材丰富，能充分满足病理诊断的需要，同时通过免疫组化进行组织学诊断，可对其进行准确分类，于未分化癌的治疗模式选择意义重大。

（1）适应证：①直径 >1cm 的甲状腺结节，超声检查有恶性征象者应考虑行穿刺活检；②FNAC 未获得满意病理学诊断信息，需进一步明确诊断；③弥漫性甲状腺疾病。

（2）禁忌证：①具有明显的出血倾向，出、凝血时间显著延长，凝血酶原活动度明显减低；②无安全穿刺途径，不能避开邻近的重要器官；③长期服用抗凝药；④频繁咳嗽、吞咽等难以配合者；⑤穿刺部位感染，须处理后方可穿刺。

（3）操作方法：①患者取仰卧位，头后仰，充分暴露颈前区皮肤；②常规消毒、铺无菌巾；③实时超声引导，1%利多卡因于穿刺点局部浸润麻醉，麻药应注达甲状腺被膜；④11号刀片半刃迅速刺穿皮肤，将组织穿刺针刺达结节表面，激活穿刺枪，迅速退针，纱布按压进针点；⑤不同方向，同样方法穿刺2~3次，组织置于无菌纸条上，放入10%甲醛固定液中送检；⑥穿刺后纱布覆盖进针点，胶布固定并压迫（图9-5，图9-6）。

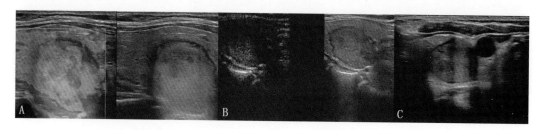

图9-5　甲状腺滤泡性肿瘤的二维、弹性、超声造影及粗针穿刺活检图像

患者程某，男，68岁，发现甲状腺结节1周就诊，甲状腺激素及自身抗体检测均未见异常，诊断为滤泡型肿瘤不除外。A：甲状腺左侧叶等回声结节，边界清晰，其内回声尚均匀，弹性成像质地以绿色为主，提示偏软；B：超声造影表现为结节内造影剂均匀灌注，较周边甲状腺实质呈等增强。C：超声引导下甲状腺结节粗针穿刺活检

穿刺视频和造影视频

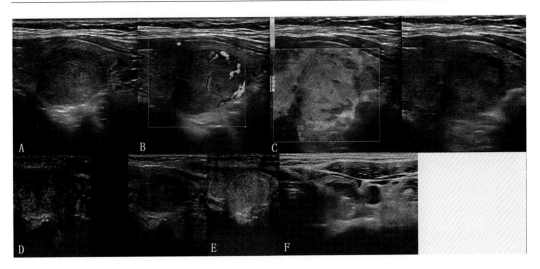

图9-6　腺瘤样结节二维、彩色、弹性、造影及粗针穿刺活检

患者马某，女，52岁，体检发现甲状腺结节3天就诊，甲状腺激素及自身抗体检测均未见异常，诊断为腺瘤样结节。A:甲状腺左侧叶等回声结节，边界清晰，其内回声均匀;B:其内可见稍丰富的血流信号;C:弹性成像以绿色为主，提示偏软;D:超声造影早期表现为均匀灌注，与周边甲状腺实质呈等增强;E:超声造影中期表现为均匀灌注，强度高于正常甲状腺。F:超声引导下甲状腺结节粗针穿刺活检

穿刺视频和造影视频

三、甲状腺射频消融术及激光消融术

1. 甲状腺射频消融术　甲状腺良性结节一般无须处理，其主要危害是当结节体积过大时，对周围组织器官产生压迫，引起患者不适。射频消融是通过使局部组织发生离子震荡的物理方法，对肿瘤进行毁损灭活。相较传统的外科手术，其术后美观、恢复快、疗效显著的优势逐渐被大众接受。

(1)适应证:需同时满足1～3条并满足第4条之一者。

1)超声提示良性，细针穿刺活检细胞学病理报告为Ⅱ类，或术前组织学活检病理证

实为良性结节。

2）患者无儿童期放射治疗史。

3）患者充分知情情况下要求微创介入治疗，或拒绝外科手术及临床观察。

4）同时需满足以下条件之一：①自主功能性结节引起甲状腺功能亢进症状的；②患者存在与结节明显相关的自觉症状（如异物感、颈部不适或疼痛等），或影响美观，要求治疗的；③手术后残余复发结节，或结节体积明显增大。

（2）禁忌证：①巨大胸骨后甲状腺肿或大部分甲状腺结节位于胸骨后方（对无法耐受手术及麻醉者，可考虑分次消融或姑息性治疗）；②对侧声带功能障碍；③严重凝血功能障碍；④重要脏器功能不全。

（3）操作方法：①患者取仰卧位，头后仰，充分暴露颈前区皮肤；②常规消毒、铺无菌巾；③实时超声引导，1% 利多卡因于穿刺点局部浸润麻醉，麻药应注达甲状腺前包膜与颈前肌群间隙，随后注入生理盐水 10～20ml（或加入 0.5mg 肾上腺素混合液）在甲状腺外包膜与颈动脉间隙、甲状腺后包膜与食管间隙、甲状腺与甲状旁腺间隙及甲状腺后包膜与喉返神经穿行区域，形成安全隔离区域，以保护颈动脉、食管、甲状旁腺及喉返神经等相邻脏器及组织免受损伤；④11 号尖刀刺破皮肤，射频针实时监视下进入结节内；⑤根据不同射频设备具体参数，开始热消融结节；⑥当结节完全被热消融产生的强回声所覆盖后，停止热消融；⑦对不同结节重复上述消融步骤，退针后纱布覆盖进针点，胶布固定（图9-7，图9-8）。

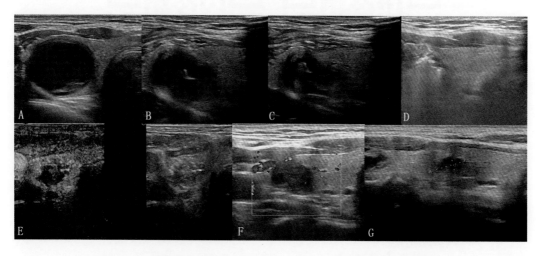

图9-7　结甲囊性变的二维、抽液、射频、射频后造影及两次随访

患者何某，男，52 岁，发现脖子近期肿大明显遂来就诊，甲状腺激素及自身抗体检测均未见异常，诊断为结甲囊性变。A：甲状腺左侧叶囊实性结节，边界清晰；B：超声引导下 20ml 注射器针尖刺入结节液性部分；C：抽净囊液；D：射频针刺入结节内进行热消融；E：射频后超声造影结节无明显造影剂进入。F：2 个月后复查结节较射频前明显缩小；G：2 年后复查结节较之前明显缩小

射频后造影视频

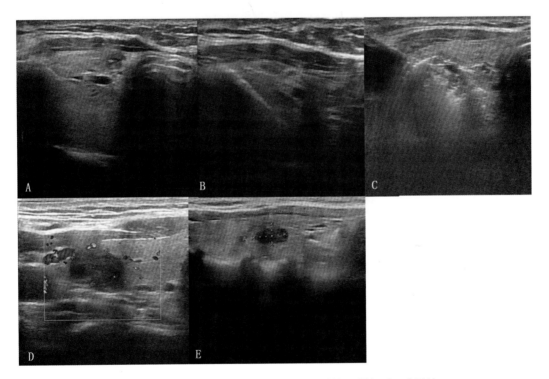

图9-8　结节性甲状腺肿的二维、穿刺、射频、射频后两次随访

　　患者张某，女，53岁，发现甲状腺结节7天就诊，甲状腺激素及自身抗体检测均未见异常，诊断为结节性甲状腺肿。A：甲状腺右侧叶等回声结节，边界清晰；B：超声引导下甲状腺右侧叶结节组织活检，病理结果提示结节性甲状腺肿；C：射频针刺入结节内进行热消融；D：射频后2个月后复查结节较射频前明显缩小；E：2年后复查结节较之前略缩小

射频视频和射频后造影视频

注意事项：①监护仪实时监测患者生命体征的变化；②实时观察针尖位置，切忌盲目开始消融；③多结节消融时，应合理布针，从远侧开始，防止气化强回声影响远侧的观察；④较大结节靠近喉返神经，其内侧部分可暂不予以消融，待结节吸收缩小后，再二次消融，防止喉返神经的损伤；⑤大结节可多次消融，消融顺序由深至浅。

2. 甲状腺激光消融术　激光凝固治疗（interstitial laser ablation，ILA）是指在通过光导纤维，采用低功率激光凝固治疗肿瘤，其原理是将光能转变为热能被组织吸收，从而杀灭癌细胞。

（1）适应证及禁忌证：同射频消融术。

（2）操作方法：前①～③步同射频消融术；④11号尖刀刺破皮肤，超声引导下18G－PTC针刺入瘤体位置，拔出针芯，插入光纤，给予激光消融治疗；⑤根据不同射频设备具体参数，开始热消融结节；⑥激光照射剂量及治疗次数根据肿瘤大小确定；⑦对不同结节重复上述消融步骤，退针后纱布覆盖进针点，胶布固定并压迫。

（3）注意事项：①监护仪实时监测患者生命体征的变化；②实时观察针尖位置，切忌盲目开始消融；③多结节消融时，应合理布针，从远侧开始，防止气化强回声影响远侧的观察；④较大结节靠近喉返神经，其内侧部分可暂不予以消融，待结节吸收缩小后，再二次消融，防止喉返神经的损伤；⑤大结节可多次消融，消融顺序由深至浅。

（李小鹏　何　鑫）

参 考 文 献

［1］姜玉新，张运，等．超声医学．北京：人民卫生出版社，2016

［2］陈敏华，梁萍，王金锐，等．中华介入超声学．北京：人民卫生出版社，2017

［3］田文，孙辉，贺青卿．超声引导下甲状腺结节细针穿刺活检专家共识及操作指南（2018版）．中国

实用外科杂志, 2018, 38(3): 241 - 244

[4] Sharma C. Diagnostic accuracy of fine needle aspiration cytology of thyroid and evaluation of discordant cases. J Egypt Natl Canc Inst, 2015, 27(3): 147 - 153

[5] Baloch ZW, Sack MJ, Yu GH, et al. Fine - needle aspiration of thyroid: an institutional experience. Thyroid, 1998, 8(7): 565 - 569

[6] 葛明华, 徐栋, 杨安奎, 等. 甲状腺良性结节、微小癌及颈部转移性淋巴结热消融治疗专家共识 (2018 版). 中国肿瘤, 2018, 27(10): 768 - 773

第十章　甲状腺疾病超声诊治技术展望

一、甲状腺超声分子显像与治疗

近年来，超声分子成像技术成为当前医学影像学研究的热点之一，受到越来越广泛的关注。随着超声造影剂的出现和不断发展，超声造影不仅可以通过超声显像提高肿瘤的诊断，而且还可以借助于装载药物、基因、分子标志物等，达到肿瘤的靶向治疗。

超声分子成像是将特异性配体连接到小于红细胞粒径的超声造影剂表面，通过静脉注射经血液循环特异性地聚集于靶组织，进而可以观察靶组织在分子或细胞水平的特异性显像，间接反映病变组织的分子病理变化或基因变异信息等。超声分子成像的重点是超声微泡（球）造影剂。因此，开发能够特异性到达靶组织，并有足够稳定的时间在靶组织聚集和循环，快速实现靶组织与背景的高对比等特性的靶向造影剂具有重要的临床研究意义。

超声造影剂通过改变声衰减、声速和增强后散射等，调节声波与组织间的基本作用，使组织回声增强而达到增强造影的效果。目前主要用于临床的超声造影剂是以SonoVue为代表的第二代超声造影剂，属于微米级超声造影剂，平均直径 $2 \sim 4\mu m$，可以自由通过肺循环，但不能透过血管内皮，属于血池显像剂；并且无靶向定位功能，无法直接实现血管外靶组织显影。因此，第三代纳米级超声靶向造影剂应运而生，其具有更好的生物相容性和微囊稳定性。新型超声微泡粒径在纳米级范围，较普通造影剂有更好的穿透性，能穿越血管壁进入组织间隙。同时将特异性配体连接到微泡造影剂表面，使其能够主动结合靶组织，产生特异性靶向显影。

材料学、化学以及免疫学等多学科交叉发展推动了超声靶向分子探针的研发。基于多种高分子材料如液态氟碳纳米粒等微泡球囊粒径可控制在100nm以内，具有壳－核结构和良好的生物学稳定性。该粒径大小易透过肿瘤、炎症等病理状态下血管内皮细胞间隙，实现被动靶向，在较低浓度下显示出血管外组织超声增强效应。在此基础上可以对超声微泡进行相应修饰，如增加连接在微泡表面的靶分子的"臂"长度，有利于微泡高浓度地聚集于靶组织；进一步优化超声造影剂的载药、载基因的能力，以实现在显像的同时进行治疗。

近年来甲状腺肿瘤的特异性分子标志物为其临床诊断提供了积极的作用，同时也为超声靶向微泡造影剂的研发指明了方向。

目前与肿瘤相关标志物的靶向微泡造影技术已经建立了动物模型，超声介导药物或基因转染也为靶向微泡更好地与靶组织结合提供了技术支持。尽管对于甲状腺肿瘤分子标志物及微泡载体修饰均有研究，也取得了相应进展，但是还存在许多问题，例如：针对甲状腺癌的特异性靶点选择，如何通过改进微泡化学成分使其更稳定有效，推进临床甲状腺癌治疗型超声微泡的研发。

二、甲状腺肿瘤相关基因

BRAF（v‑raf murine sarcoma viral oncogenehomolog B1）基因为 RAF 家族成员。文献报道 29%～69% 的甲状腺乳头状癌存在 BRAF 基因突变，是一个特异性较强的甲状腺乳头状癌的标志物。

端粒酶是一种核蛋白酶，含有特异的识别位点，能以自身 RNA 为模板合成端粒 DNA 添加至染色体末端。正常体细胞不能检测出端粒酶活性，但肿瘤细胞可表现出端粒酶活性。有研究发现 80% 的甲状腺滤泡状癌和 65% 的甲状腺乳头状癌中端粒酶活性为阳性，而良性病变均为阴性。端粒酶反转录酶（TERT）是端粒酶的催化成分，与端粒酶活性相关。同样的甲状腺滤泡状癌 TERT 多为阳性，而正常组织均为阴性。因此，端粒酶活性及 TERT 是鉴别甲状腺腺瘤与滤泡癌的重要标志物，对于甲状腺癌的分子病理分型诊断具有重要的参考价值。

（周　琦　孙　蕾）

参 考 文 献

[1] 王志刚，冉海涛，郑元义. 超声分子影像学. 北京：科学出版社，2016

[2] Fahiminiya S, de Kock L, Foulkes WD. Biologic and Clinical Perspectives on Thyroid Cancer. N Engl J Med, 2016, 375(23)：2306‑2307

[3] Lee H, Kim H, Han H, et al. Microbubbles used for contrast enhanced ultrasound and theragnosis：a review of principles to applications. Biomed Eng Lett, 2017, 7(2)：59‑69

[4] Hu Z, Yang B, Li T, et al. Thyroid Cancer Detection by Ultrasound Molecular Imaging with SHP2‑Targeted Perfluorocarbon Nanoparticles. Contrast Media Mol Imaging, 2018, 8710862